CONTRIBUTION A L'ÉTUDE

DE

LA RUBÉOLE

ou *Rötheln des Allemands*

PAR LE DOCTEUR

Philibert DELASTRE

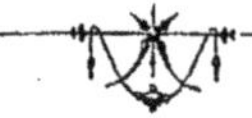

LYON

IMPRIMERIE A. WALTENER ET Cie

14, Rue Belle-Cordière, 14

—

1883

CONTRIBUTION A L'ÉTUDE

DE

LA RUBÉOLE

ou Rötheln des Allemands

CONTRIBUTION A L'ÉTUDE

DE

LA RUBÉOLE

ou Rötheln des Allemands

PAR LE DOCTEUR

Philibert DELASTRE

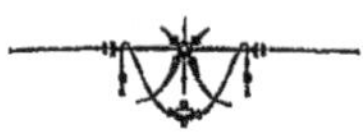

LYON

IMPRIMERIE A. WALTENER ET Cie

14, Rue Belle-Cordière, 14

1883

AVANT-PROPOS

Pendant l'épidémie qui a sévi à la Charité, du mois de novembre 1881 au mois de mai 1882, dans les salles de M. le professeur agrégé Laure, chargé à cette époque du service des fièvres éruptives, il nous a été donné d'observer un certain nombre d'exanthèmes de forme mixte indéterminée, rappelant tout à la fois par leurs allures et la rougeole et la scarlatine. Nous avons été tout d'abord tenté de rattacher ces faits insolites à la maladie décrite par les Allemands sous le nom de Rôtheln. Sur ces entrefaites. M. Laure nous ayant engagé à faire quelques recherches à ce sujet, nous n'avons pas tardé à revenir sur notre impression première, complètement en désaccord du reste avec les descriptions classiques et les observations qui abondent dans les traités spéciaux anglais et allemands.

Les publications périodiques anglaises de ces dix dernières années, nous ont fourni en particulier un contingent de faits, suffisant pour fixer notre opinion.

Il faut avouer par contre que cette question a laissé les auteurs français on ne peut plus indifférents, car nous avons pu trouver à grand peine deux ou trois observations éparses dans les recueils de notre littérature médicale. C'est ce qui nous a déterminé à faire de l'étude de cette affection, encore très mal connue en France, le sujet de notre thèse inaugurale.

Comme M. Laure, partisan de l'existence du Rôtheln à titre d'entité morbide, M. le professeur Bondet a bien voulu nous communiquer une série d'observations très précieuses, concordant d'une manière frappante avec les documents étrangers que nous avons pu recueillir sur la rubéole; qu'il nous soit permis d'exprimer hautement nos sentiments de vive gratitude envers un maître qui nous a donné en mainte occasion des preuves d'intérêt et de bienveillance. Nous n'aurions garde d'oublier M. le professeur agrégé Laure qui nous a inspiré l'idée de ce travail, mettant à notre disposition les ressources de son expérience clinique, et sa connaissance approfondie des langues anglaise et allemande ; qu'il veuille bien agréer nos sincères remerciements pour tous les témoignages d'encouragement et de sympathie que nous avons reçus de lui, pendant le cours de nos dernières années d'études médicales.

Notre premier chapitre contiendra un aperçu historique de la question.

En étudiant la nature du *Rôtheln* ou *rubéole*, nous

discuterons au chapitre suivant les opinions des auteurs qui ont voulu faire de cette maladie soit un hybride de la scarlatine ou de la rougeole, soit une récidive de ces deux exanthèmes, ou même une simple roséole estivale. Nous examinerons également alors la place qu'il convient d'assigner aux éruptions mixtes, qui surviennent en pleine épidémie de rougeole et de scarlatine, réunissant sur le même sujet les symptômes des deux fièvres éruptives.

Nous décrirons au chapitre III, l'étiologie, la symptomatologie, le diagnostic, le pronostic et le traitement de la rubéole, que nous ferons suivre des conclusions qui résument les différentes parties de cette étude.

On trouvera à la fin de notre travail, déjà trop encombré de citations, les diverses observations que nous avons pu réunir sur la rubéole.

Le lecteur ne s'étonnera pas d'y voir figurer des éléments, en apparence, contradictoires, tels que les descriptions de Cheadle et d'Aitken, se rapportant suivant eux, aux formes graves du Rôtheln. Si c'est là un point de la question qui reste à éclaircir, mieux vaut à notre avis le signaler comme tel, que de le laisser dans l'ombre. D'ailleurs, ainsi que nous le disions tout à l'heure, cette contradiction est pour nous plus apparente que réelle. Il n'est du reste pas étonnant que la gravité d'une maladie puisse varier d'une épidémie à l'autre, si l'on veut bien se rappeler que la scarlatine était considérée comme bénigne au temps de Sydenham. De nos jours encore ne pouvons-nous pas constater d'une épidémie de rougeole à une autre des différences aussi marquées que celles qui distinguent les faits d'Aitken et de Cheadle, des autres épidémies de rubéole?

Loin de nous la sotte prétention d'avoir fixé la science sur une question aussi controuvée que celle du Rôtheln! Qu'il nous suffise d'avoir attiré l'attention sur une maladie encore mal connue en France, où nous espérons contribuer à lui donner droit de cité.

« Il a fallu, disait William Squire au congrès « de Londres en 1881, un siècle pour distinguer la « rougeole de la variole; un autre siècle s'est écoulé « de Sydenham à Withering, avant que la fièvre scar- « latine fut nettement séparée de la rougeole; le « siècle est accompli qui donnera à la *Rubelle* (ru- « béole), son autonomie. »

CHAPITRE I

Historique

Les plus anciens documents qui nous sont fournis sur la Rubéole ne remontent guère au-delà du XVe siècle.. Il en est fait mention, pour la première fois, en 1492, dans les œuvres d'Ali-Abbas, dont le traducteur nous est resté inconnu. Ce n'est assurément pas lui qui nous a laissé une description du Rôtheln, qu'on chercherait également en vain dans les écrits de Rhazès « de Blactiæ », dans quelques phrases confuses d'Avicenna sur le « Hhamikah ou Alhumera », et même dans la relation de Peter Forest sur les fièvres synoques qui régnaient à Deft en 1562, en même temps que la variole et la rougeole. Ces travaux n'ont pour nous qu'un intérêt purement historique, les médecins arabes n'ayant pas tracé d'une manière précise, dans leurs écrits, les caractères des affections éruptives auxquelles ils donnèrent des noms différents; ce ne fut que plusieurs siècles après que l'on essaya de distinguer la scarlatine, la rougeole et la rubéole qui semble emprunter aux deux premières ses principaux attributs.

« C'est en France, nous dit Gintrac (1), que je
« trouve la première et peut-être la plus exacte pein-
« ture de cet état morbide complexe. L'illustre
« Baillou, faisant connaitre la constitution hyémale
« de l'année 1574, et citant comme ayant été fré-
« quentes les varioles et les rougeoles, signale une
« autre fièvre éruptive, qu'il nomme « Rubiolæ », et
« qu'il représente ainsi : fièvre forte, avec inquié-
« tude, jactitation, anxiété, douleurs à l'épigastre et
« vomissements, tendance à l'assoupissement, lar-
« moiement, rougeur des yeux, toux, raucité de la
« voix, irritation de la trachée et des poumons; vive
« inflammation de la luette avec difficulté d'avaler,
« angine sèche produisant la suffocation; gonflement
« des parotides, coryza, douleur s'étendant aux
« oreilles, sécheresse de la langue, soif intense, inap-
« pétence et chaleur générale très forte. — Baillou
« mentionne l'éruption constituée par des taches
« pourpres ou livides qui apparaissent le quatrième,
« le cinquième ou le sixième jour. qui d'autres fois se
« développent subitement, après une vive sensation
« de chaleur et se répandent sur tout le corps. Cette
« maladie survenant chez une femme enceinte pro-
« duisait l'avortement. »

En Italie les auteurs du XVIe siècle emploient fré-

(1) *Cours théorique et clinique de pathologie interne*, tome IV·
Paris, 1859.

quemment le mot de « Rosalia ou Rosolia ». Gohl
en 1717, se sert pour la première fois de l'expression
populaire de « Ritteln » pour désigner différents
exanthèmes rouges,

Pechlin en 1671 (1), Storch (2) en 1750 décrivent
sous le nom de « Rötheln », une série de roséoles
épidémiques.

Werlohf en 1759, déclare le Rötheln indentique
avec la Rubeola et la Rosalia des Italiens.

En 1740 Frédéric Hoffman, parlant de la rougeole,
décrit incidemment la rubéole, comme un exanthème
formé de petites taches rouges, s'accompagnant d'une
fièvre irrégulière.

De Bergen en 1752, von Orloff en 1758 (3), séparent très nettement la rubéole de la rougeole. Néanmoins cette opinion trouve encore des contradic-
teurs.

En effet, Grüner (4) cite déjà un certain nombre
d'auteurs qui identifient la rubéole avec la scarlatine,
et lui-même affirme de la manière la plus positive que
le Rötheln à petites taches appartient au genre rougeole, tandis que les autres érythèmes généralisés,
avec gonflement et élévation considérable de la température rentrent plutôt dans la catégorie des scarlatines.

(1) PECHLIN, *Observationum physico-medicarum* libri tres, Hamburg 1671. lib. II, obs. XIX p. 151.

(2) STORCH, *Theorische und practische Abhandlung von Kinder
krankheiten*, Eisenach, 1650. tom. III, p. 117.

(3) *Programma de Rubeolarum et morbillorum differentia.* Regiomonti, 1758.

(4) *Morbor antiquit.* Vratisl. 1774, §. 60-65.

Revenant aux idées d'Orloff, Selle en 1789 (1), étudie séparément la rougeole, la scarlatine et la rubéole, mais à lire la description qu'il donne de celle-ci, on est persuadé qu'il s'agit le plus souvent de scarlatines miliaires.

Ziegler n'hésite pas à rapporter au Rôtheln une épidémie qu'il observa à Quedlimbourg, dans la Haute-Saxe, en 1784-1785 ; l'exanthème dont il donne la relation, tout en se rapprochant de la rougeole, s'en éloigne cependant par certaines différences dans les caractères de l'éruption, et surtout par l'association de l'angine au catarrhe des muqueuses oculo-nasales et pulmonaires.

Presque en même temps Reil (2) observe à Halle en 1790, à côté de rougeoles parfaitement confirmées, des exanthèmes presque semblables, mais qui en diffèrent pourtant par la coexistence d'un léger catarrhe oculo-nasal avec une angine très prononcée ; il rattache cette exanthème au Rôtheln, qui pour lui est une maladie intermédiaire entre la scarlatine et la rougeole, différant de l'une et de l'autre, mais néanmoins présentant plus d'analogie avec la rougeole.

Vogel (3) fait de son côté une maladie à part de la « *Rubeola* », il en est de même de Sprengel (4) et de Stark qui tout en rapprochant la maladie en ques-

---

(1) *Rudimenta pyretologiae*, editio tertia. Berolini 1789 p. 170.
(2) *Memorabilium Clinicorum medico-practicorum*, fasc. II, Hallæ 1791, p. 12.
(3) *Manuale Praxeos medicæ medicorum*, Standaliæ, 1792, t. III, p. 226.
(4) *Haudbuch der Pathologie*, Leipzig, 1797, 3e partie, p. 43.

tion de la rougeole, affirment la spécificité du Rötheln.

De longtemps encore cette opinion ne devait pas
prévaloir « car dit Emminghaus, au lieu de la confirmer et de lui donner plus de force, par une concor-
dance de vue à cet égard, des observateurs très auto-
risés, tels que : Frank, Hufeland, Fielitz, Heim, etc.,
déclarent en même temps, que le Rötheln n'est qu'une
forme de la scarlatine ». Heim (1) semble bien en effet
vouloir en faire une variété indépendante de la scarlatine, mais la lecture de son travail n'entraîne aucune conviction.

Hildenbrand ayant observé, en 1819, à la clinique
de Pavie, deux cas de fièvre éruptive avec coexistence du coryza, de l'angine, de la laryngite et de la
bronchite, ne voulut pas alors admettre l'existence
de la rubéole qui pour lui n'est qu'une forme modifiée
soit de la rougeole, soit de la scarlatine; revenant
plus tard sur cette opinion, il assigna dans le traité
de pathologie de son père (2) une place distincte à la
rubéole, la décrivit comme un hybride de la scarlatine et de la rougeole, résultant soit de la rencontre
fortuite des miasmes appartenant à ces deux exanthèmes, soit de la saison, soit de l'année, ou d'une
condition spéciale de l'atmosphère.

J. Schaffer (3) n'a toujours vu dans la rubéole
qu'une forme bénigne de la rougeole; Jahn (4) pré-

---

(1) *Hufeland's Journal*, 1812, XXXIV, p. 76.
(2) *Valent, nob. ab. Hildenbrand, Institutiones praticomedicæ*,
1825, tom. IV, p. 412.
(3) *Hufeland's Journal*, août 1821 et décembre 1822.
(4) *Hufeland's Journal*, décembre 1829.

tend qu'on a englobé sous le nom de Rôtheln des miliaires, des urticaires, des rougeoles et surtout des scarlatines.

De Gôden, en 1822, et de Henke, dans différentes éditions de son traité des maladies des enfants jusqu'en 1835, soutiennent l'opinion de l'identité de la rubéole avec la scarlatine.

Dans sa thèse inaugurale 1832, inspirée par Schönlein, professeur à Wurtzbourg, Schtraters dit que la maladie doit être considérée comme un hybride de la rougeole et de la scarlatine, comme une affection hermaphrodite offrant réunis les symptômes de la scarlatine et ceux de la rougeole, ou présentant un échange entre les coïncidences ordinaires de ces exanthèmes, c'est-à-dire avec l'angine : une éruption d'apparence morbilleuse ou avec la bronchite et le coryza : un exanthème d'aspect scarlatineux.

Wagner en 1834 apparaît comme défenseur de la théorie, presque tombée dans l'oubli, de la spécificité du Rôtheln, qu'il considère comme une affection absolument indépendante et n'ayant aucune parenté soit avec la scarlatine soit avec la rougeole. Cette opinion resta lettre morte, ainsi qu'on peut en juger par les travaux de Naumann qui confond le Rôtheln avec la rougeole et la scarlatine, et celui de Cannstatt 1847, comprenant sous le nom de Rôtheln tout exanthème rouge tacheté, qui, s'accompagnant de localisations sur les muqueuses, peut laisser incertain le diagnostic entre la scarlatine, la rougeole, l'erythème et l'urticaire. Il en est de même de Krœnemberg (1) qui confond le Rôtheln avec la rougeole.

Stœber (2) considère la rubéole, que le premier il nomme « *scarlatine rubéoleuse* », comme la réunion de la rougeole et de la scarlatine, appuyant son opinion sur les raisons suivantes : 1° les deux maladies règnent en même temps ; 2° la scarlatine rubéoleuse existe chez les enfants dont la peau présente en d'autres points des traces de vraie scarlatine ; 3° elle s'accompagne d'angine, et peut être suivie de parotides et d'hydropisie ; 4° enfin elle paraît pouvoir se transmettre d'un individu à un autre et produire chez les uns cette même éruption, chez les autres la scarlatine normale. Suivant Stœber, la scarlatine rubéoleuse a été confondue avec la roséole par les dermatologistes français, tandis que les Allemands la décrivent sous le nom de « *Rôtheln, rubeola* », termes qu'il faut se garder de traduire par rougeole, que ceux-ci nomment « *Masern, morbilli* ».

Barrier (1), et quelques années plus tard Barthez et Rilliet (2), revenant à propos de la rubéole, sur le travail de Stœber, de Strasbourg, que nous venons de citer, en font, comme cet auteur, une variété de la scarlatine. C'était encore là l'idée de Verson en 1838.

(1) *Journal für Kinderkh*, 1845.
(2) *La clinique des maladies des enfants de la faculté de Strasbourg*, 1841.
(1) *Traité pratique des maladies de l'enfance*, 2ᵉ édition, tom. II. Paris, 1845.
(2) *Clinique et pratique des maladies des enfants*, 2ᵉ édition. Paris, 1854.

A Leith en Ecosse, Paterson (1), dit avoir observé de la manière la plus positive le Rôtheln, dont il donne une description, à titre de maladie spéciale, ayant des affinités avec la scarlatine et la rougeole, mais possédant néanmoins ses caractères propres.

En décembre 1843, Roupell rapporte une série d'observations de rubéoles, recueillies dans son service à l'hôpital Saint-Barthélemy ; tels sont les principaux caractères qu'il assigne à cet exanthème : l'éruption, d'apparence scarlatineuse, présente cependant des taches distinctes et disposées en forme de croissant, s'accompagne d'angine, de toux et d'expectoration muco-purulente, la moyenne du pouls se maintient à 96.

Wunderlich en 1854 ne considère pas le Rôtheln comme une affection spécifique, attendu qu'il emploie le mot Rôtheln comme synonyme de rougeole.

Nous trouvons dans l'*Union médicale* (2), plusieurs observations dues au docteur Paasch, de Berlin ; bien que rapportés par lui à la rubéole, ces faits ne paraissent pas concluants au critique français, lequel termine son article par ces mots : « l'épidémie observée par Paasch appartient évidemment à la scarlatine, les symptômes de celle-ci sont prédominants, elle est une scarlatine rudimentaire tout à fait bénigne. Une autre fois ça pourra être une rougeole, de sorte qu'on pourrait appeler la première « *roséole-scarlatineuse*, » et la seconde « *roséole-morbilleuse*. »

(1) *The Edimburgh médical and Surgical Journal*, 1840, p. 31.
(2) tom. IX, n° 114. 25 septembre 1855, p. 460.

Par contre Collin, 1852, Villiam Tripe et presque
en même temps Balfour (1) 1857, se prononcent en
faveur de la spécificité du Rôtheln, tous les trois moti-
vent leur opinion sur ce fait que cet exanthème ne con-
fère aucune immunité contre la rougeole et la scarlatine et que d'autre part, une atteinte antérieure de
ces deux fièvres éruptives ne protège pas les malades
contre une attaque de Rôtheln. Nous pouvons rappro-
cher de cette manière de voir, celle du doct. Engleman ; pour lui la rubéole n'est ni un hybride, ni une
variété de la rougeole ou de la scarlatine, mais une
forme intermédiaire ou transitoire entre ces deux
exanthèmes. Il en résume ainsi les caractères : l'éruption s'opère par des taches en général larges, irrégu-
lièrement anguleuses, faisant un léger relief, vivement colorées, s'effaçant sous la pression du doigt,
et reparaissant de suite après, en commençant par la
circonférence. Les membranes muqueuses pharyn-
gée, bronchique, oculaire et nasale sont affectées
comme le prouvent l'angine, la toux, le coryza, l'oph-
thalmie. La desquamation est furfuracée, quelquefois presque nulle (2).

Alors que Stiebel (3) et dix ans plus tard Kœstlin (4) soutiennent qu'on a décrit sous le nom de Rôtheln tantôt des scarlatines, tantôt des rougeoles,
que Tott (5) de par la description qu'il en donne le

<hr>

(1) *The Edinburgh Medical and Surgical Journal*, 1857, p. 717.
(2) *American med. Journ.* 1856. April, p. 418.
(3) *Journal f. kinderkrankh*, 1857. xxviii. p. 63.
(4) *Archiv f. Wissenschaft.* Heilkunde 1866, p. 338.
(5) *Journal für kinderkrankheiten*, 1855. t, XXIV, p. 72.

rapproche de la scarlatine, Gintrac (1) considère la rubéole comme un exanthème bâtard; il admet qu'elle constitue une sorte de « *mixte* ou d'*hybride* » qui est à la fois distinct de la scarlatine et de la rougeole et qui a sa manière d'être spéciale. D'après les observations qu'il donne à l'appui de sa manière de voir, il arrive aux conclusions suivantes au sujet de la rubéole :

« 1° Elle est quelquefois sporadique et peut apparaître sous une influence épidémique.

« 2° Dans quelques circonstances elle a paru provenir de la rencontre des miasmes morbilleux et scarlatineux chez le même sujet.

« 3° Bien que née d'une contagion, elle ne s'est pas propagée à son tour par contagion.

« 4° Elle n'attaque qu'une fois le même individu.

« 5° La scarlatine et la rougeole contractées antérieurement n'en préservent pas.

« 6° Elle a été observée chez les enfants, chez les jeunes sujets, chez quelques adultes, et très rarement dans un âge avancé.

« 7° Le début de la rubéole a ressemblé soit à celui de la scarlatine, soit à celui de la rougeole ; mais bientôt les symptômes de l'une et de l'autre se sont réunis et associés, tels que d'une part, l'irritation oculaire, le coryza, la laryngite, la bronchite, et de l'autre, l'angine, la rougeur de la langue, la tuméfaction des parotides, l'otite, etc.

(1) *Cours théorique et Clinique et Pathologie interne*, tom. IV Paris 1859.

« 8° L'éruption paraissant du 3me au 6me jour, et parfois plutôt, s'est étendue très rapidement sur tout
le corps, épargnant souvent la face, et s'est présentée
sous l'aspect de taches larges, anguleuses, distinctes,
quelquefois confluentes, et d'une coloration plus ou
moins vive.

« 9° Les taches ont parfois été parsemées de vési-
cules ; elles ont d'ailleurs présenté des irrégularités,
des aspects variés, selon les sujets et même selon les
diverses régions de la peau ; elles ont été à peu près
constamment suivies d'une desquamation très manifeste, furfuracée et lamelleuse.

« 10° L'exanthème a eu en général une durée de
cinq à dix jours.

« 11° Le caractère de la maladie a été ordinairement
assez grave, mais l'issue en a été plus souvent heu-
reuse que funeste.

« 12° Elle a eu plusieurs fois pour suites, soit des abcès cervicaux, soit une hydropisie et particulièrement
une anasarque.

« De tout cela, il résulte que le traitement de la rubéole s'appuie sur celui des deux exanthèmes dont elle
est la reproduction complexe et simultanée. »

D'après l'opinion de Thore, 1860, le Rôtheln serait
une simple rougeole sans catarrhe (1). Au contraire
de Man en Hollande, et en Allemagne Salzmann et
Cless, ainsi que plusieurs médecins wurtembergeois,
se prononcent pour la spécificité du Rôtheln, pendant
que Kôtslin semble expliquer cette affection par une

(1) *Morbilli Sine catarrho.*

récidive de rougeole. Niemeyer (1) est absolument muet sur le Rôtheln ; incidemment, en parlant de la roséole, il dit : « On entend par *roséole scarlatineuse*, une scarlatine dont l'exanthème offre de la ressemblance avec l'exanthème de la rougeole, tandis que la fièvre violente, l'affection du pharynx et quelquefois l'hydropisie consécutive, correspondent à la scarlatine. Par *roséole morbilleuse*, on désigne une forme de rougeole dont l'exanthème est confluent et très analogue à l'exanthème de la scarlatine, tandis que l'affection de la muqueuse respiratoire et l'immunité de la muqueuse pharyngienne ne laissent subsister aucun doute sur la nature de la maladie. »

Pourtant depuis 1860 l'idée du Rôtheln existant à titre d'entité morbide distincte s'affirme d'une façon de plus en plus énergique, en Allemagne surtout ; c'est ainsi que nous pouvons citer Thierfelder, Lindwurm, Arnold, Wunderlich, Pelz, Thomas, Oesterreich, Mettenheimer, Gerhardt, Rinecker, Fleischmann, Ziemssen, Roth, parmi les plus ardents défenseurs de cette opinion.

Hébra (2) et son élève Kapozi (3) ont enseigné récemment que les exanthèmes qualifiés de rubéole ne sont que des cas de rougeole, l'idée d'une maladie contagieuse n'étant pas fondée, mais nous pouvons encore leur opposer en Allemagne : Emminghaus (4)

---

(1) *Éléments de Pathologie interne,* tom. 2, Paris 1866.

(2) *Traité des maladies de la peau*, traduction française, Paris 1882.

(3) *Leçons sur les maladies de la peau*, traduites par le Dr Doyon d'Uriage, Paris 1881.

(4) *Handbuch der Kinder kran kheiten, von C. Gerhardt,* Zweiter band, 1877. p. 334.

qui dans une excellente description du Rôtheln,
donne les principaux caractères de cet exanthème et
lui assigne une place à part dans le cadre nosologique ;
et Johann Steiner (1) qui regarde la rubéole comme
un exanthème aigu, autonome, contagieux, n'ayant
avec la rougeole ou la scarlatine, aucun caractère
d'identité.

La spécificité du Rôtheln a été soutenue en Russie
par Nyman ; en Amérique surtout par Lewis Smith,
de New-York, qui ayant eu l'occasion d'observer plusieurs épidémies de rubéole, admet que cette fièvre
éruptive est une maladie spéciale, qui n'est ni une
forme de la scarlatine ni une rougeole modifiée, ni
une roséole estivale.

Actuellement l'entité morbide du Rôtheln est généralement admise de l'autre côté du détroit, et sans
compter les auteurs classiques qui l'ont décrit dans
leurs traités, les recueils périodiques anglais de ces
dix dernières années nous fournissent un remar-
quable contingent de faits bien observés, qui concor-
dent tous à confirmer cette manière de voir. Charles
Murchison (2) rapporte l'observation de deux malades,
qui ayant été affectés antérieurement de rougeole et
de scarlatine, contractèrent quelques années plus
tard une nouvelle fièvre éruptive ; il donne ensuite
une description de cette maladie, à laquelle il assigne
une place spéciale dans le cadre nosologique, et qui

---

(1) *Compendium des maladies des enfants,* traduit de la troisième édition allemande par le Dr Kraval. Paris, 1880.

(2) *Leçons cliniques faites à Middlesex hospital; the Lancet,*
octobre *1870.*

pour lui n'est autre que le Rötheln. Aitken (1) définit la rubéole : une fièvre éruptive spécifique s'accompagnant de catarrhe oculo-nasal, d'éternuement et d'angine ; l'éruption apparaissant le troisième ou le quatrième jour consiste en stigmates cramoisis, tendant à se réunir rapidement en plaques d'une forme irrégulière, à angle obtus, dont la dimension varie d'une pièce de trois pences à celle d'une couronne (crown piece), éruption durant six à dix jours et se terminant en écailles furfuracées ; il distingue nettement la rubéole de la rougeole et de la scarlatine quoique la considérant néanmoins comme un hybride de ces deux affections ; il en reconnaît deux formes, une bénigne, c'est la plus généralement répandue, une grave, pouvant se terminer par la mort à la suite de complications pulmonaires, de diphtérie, de convulsions. A l'exemple d'Heim, de Berlin, Aitken prétend que les rubéoleux exhalent une odeur sui generis rappelant celle du poisson.

« Le Rötheln, nous disent Meigs et Pepper (2), est un exanthème contagieux, de nature bénigne, épidémique et présentant une ressemblance frappante avec les formes légères de la rougeole et de la scarlatine. L'éruption est rarement précédée de symptômes prémonitoires, mais apparaît brusquement, dure généralement quatre jours et disparaît sans desquamation.

---

(1) *The science and practice of medicine* by William AITKEN, M. D. Edin., professor of pathology in the army medical school. 6e édition, 1872, p. 489.

(2) *Diseases of children.* 6e édition, Londres, 1882.

Telle est la forme ordinaire de la maladie, mais nous avons pourtant fréquemment observé des symptômes fébriles 24 heures avant l'éruption, et constaté à la fin de la maladie une desquamation furfuracée..... A notre avis l'indépendance et l'essentialité du Rôtheln se dégagent des faits avec une évidence telle, qu'il ne saurait plus y avoir désormais de discussion à cet égard. »

James Robinson (1) a publié plusieurs observations de Rôtheln, qu'il fait suivre d'une étude sur cette affection, dont il établit le diagnostic différentiel avec la rougeole et la scarlatine. Le Rôtheln est pour lui une maladie « *spécifique* », spéciale, possédant des signes pathognomoniques parfaitement distincts de tout autre exanthème. Citons encore Veale (2) ; Babington (3) ; Dunlop (4) ; Liveing ; Cheadle ; Squire ; Henry Tomkins (de Manchester) (5) ; Dyce Duckworth (de Londres) (6) ; Gowers (7) ; Erskine (8) ; Douglas Hemming (de Londres) (9) ; Denis Donovan (d'Edinburgh) (10) ; Byers (12) ; etc... etc..., qui tous concluent également à l'entité morbide du Rôtheln.

(1) *The British medical Journal*, juin 1880.
(2) *Edinburgh medical Journal*, 1866.
(3) *The Lancet*, 1864.
(4) *The Lancet*, 1871.
(5) *The British medical Journal*, mai 1880.
(6) *The Lancet*, mars 1880.
(7) *The Lancet*, juillet 1880.
(8) *The Lancet*, septembre 1880.
(9) *Edinburgh medical Journal*, juillet 1880.
(10) *Dublin medical Journal*, 2ᵉ semestre 1880.
(11) *British medical Journal*, 16 juillet 1881

Cette opinion a été en quelque sorte consacrée par la discussion qui a occupé une des séances les plus intéressantes du congrès des sciences médicales, tenu à Londres en 1881 ; Cheadle, Kassowitz, de Vienne, Lewis Smith, de New-York, Schüttleworth, de Lancastre, William Squire, de Londres, John Glaister, de Glasgow, d'Espines, de Genève, etc., prirent successivement la parole, et le Dr West, président du congrès, résumant les débats, put constater que tous les membres du congrès, à l'exception de deux, admettaient l'existence du Rôtheln à titre d'entité morbide : « Il ne faut pas oublier, dit-il, que si le Rôtheln a des affinités avec l'une des deux fièvres éruptives classiques, c'est plutôt avec la rougeole qu'avec la scarlatine ; la rougeole et le Rôtheln se ressemblent en effet comme la varicelle ressemble à la variole, sans pour cela être une seule et même affection.

> Facies non una, nec diversa tamen :
> Qualis solet esse sororum.

Si le Rötheln a vivement préoccupé les esprits en Allemagne, en Angleterre, etc., nous devons avouer qu'en France nous sommes restés bien longtemps, on ne sait trop pourquoi, assez étrangers à cette question.

Ainsi Billard, Andral (1), Monneret (2), Grisolle (3), Guéneau de Mussy (4), Hardy et Béhier (5), Michel

(1) *Clinique médicale.*
(2) *Pathologie interne.*
(3) *Pathologie interne.*
(4) *Clinique médicale.*
(5) *Pathologie interne.*

Péter (1); Bouchut (2) etc. ; n'en font absolument pas
mention. Plus récemment, depuis la discussion du
congrès de Londres, le Dr Cadet de Gassicourt dans
son excellent ouvrage classique (3) ne consacre
pas une seule ligne à la description de la rubéole
qu'il passe tout à fait sous silence ; il en est de même
des *Extraits de Pathologie infantile* de Blache et
Guersant, Paris, 1883, où il n'est pas fait mention
du Rôtheln.

Antérieurement nous trouvons relatée dans les
archives de médecine 1865, t. 5, p. 616, l'observation
d'une épidémie de fièvre éruptive qui régna à Strasbourg en 1864. Paul Danis qui l'observa en donne
les caractères et conclut à l'existence de la rubéole,
qui pour lui n'est ni un hybride, ni une variété de la
rougeole ou de la scarlatine, mais une forme intermédiaire entre ces deux exanthèmes, pouvant transmettre l'une ou l'autre de ces maladies. Ch. Fernet
analysant le travail de Danis conclut en ces termes :
« pourquoi alors ne pas faire de la rubéole une
espèce distincte? qu'est-ce qu'une forme intermédiaire entre deux exanthèmes ? qu'est-ce qu'une maladie éruptive qui transmet tantôt la rougeole, tantôt
la scarlatine? Il y a là plusieurs questions importantes
dont le travail de l'auteur ne nous a pas semblé fournir la solution ; et la légitimité de la rubéole comme
espèce ne nous paraît pas suffisamment établie. »

(1) *Clinique médicale.*
(2) *Traité pratique des maladies des nouveaux-nés, des enfants à
la mamelle et de la seconde enfance*, 7e édition, Paris, 1878.
(3) *Maladies de l'enfance*, Paris, 1882.

Un peu plus tard en 1870, René Blache ayant
observé à l'hôpital des enfants malades, quelques cas
de fièvre éruptive avec exanthème double, présenta
à ce sujet à la société médicale des hôpitaux un mémoire dans lequel il rejeta l'idée du Rôtheln comme
entité morbide distincte, se rattachant par contre à
la théorie de la *rougeole scarlatineuse* ou de la *scarlatine rubéolique* ou *morbilleuse*, suivant la prédominance de tels ou tels symptômes, conservant le nom
de roséole à cet exanthème apyrétique, toujours sans
affection spéciale des muqueuses, qui n'est certainement pas la rougeole.

Bez, dans sa thèse inaugurale (1) range les faits
d'exanthème hybride avec phénomènes généraux mor-
billo-scarlatineux nommés à tort, dit-il, rubéole,
parmi les exemples de *fièvres éruptives contemporaines* ; pour lui la dénomination de Rôtheln ne doit être
conservée que pour désigner l'exanthème fébrile tout
à fait bénin qui correspond à la roséole épidémique si
bien décrite par Trousseau dans sa clinique médicale de
l'Hôtel-Dieu de Paris. Nous ne trouvons absolument
rien à l'article rubéole du dictionnaire encyclopédique
des sciences médicales, troisième série, tom. V[e], Paris 1877. Mais plus loin, au chapitre roséole, page 227,
nous lisons ce qui suit : « les cas rapportés au Rôtheln
soit en France, à l'Étranger et surtout en Allemagne, ne sont que des cas de rougeoles ou des cas
de scarlatines anomales, modifiées, incomplètes, ou

(1) *De la contemporanéité de fièvres éruptives de leur coexistence
avec la fièvre typhoïde chez le même individu*, Thèse de Paris
1877.

de véritables *rubéolo-scarlatines*, avec prédominances variables au point de vue des symptômes locaux ou généraux ; ces monstruosités pathologiques, exceptionnelles en ville, ne s'observent guère que dans les hôpitaux d'enfants où se trouvent concentrés dans une même salle, toutes sortes d'exanthèmes contagieux, les uns en incubation, les autres aux périodes de prodromes, d'état, de desquamation ; les miasmes divers se mêlent, se cumulent, s'influencent réciproquement, et de là des produits hybrides, et d'étranges composés morbides avec manifestations cutanées et troubles fonctionnels insolites. »

D'Espine et Picot (1), n'admettent pas l'existence du Rôtheln ; pour eux les *faits* rattachés à cette affection par certains auteurs ne sont que des *cas* mal observés de scarlatine, ou ce qui est plus rare, des cas de rougeole plus ou moins modifiée. Nous ferons pourtant observer que M. d'Espine a modifié depuis sa manière de voir, car assistant au congrès de Londres, il y prit la parole pour affirmer l'existence du Rôtheln comme entité morbide.

Dans le *Nouveau dictionnaire de médecine et de chirurgie pratique* (Jaccoud, 1882), il est dit que la rubéole est un simple mélange, très variable, suivant les cas, des symptômes des deux fièvres éruptives classiques qui coexistent côte à côte.

En 1881 M. Raymond, suppléant alors à la clinique médicale de l'Hôtel-Dieu de Paris M. le professeur Germain Sée, fit une leçon sur un malade

____

(1) *Manuel pratique des maladies de l'enfance*, deuxième édition Paris 1880.

de son service atteint d'une fièvre éruptive de forme
bizarre, rappelant par son exanthème et la rougeole
et la scarlatine (1). M. Raymond rapprochant ce fait
d'une observation à peu près semblable de Talamon
(2), n'hésita pas à porter sur sa malade le diagnostic de
rubéole, et s'appuyant sur des faits semblables cités
par Cheadle, Kassovitz etc., au congrès de Londres,
conclut à l'essentialité du Rôtheln.

En terminant cet aperçu historique mentionnons
encore l'opinion du professeur Jaccoud, de la Faculté
de Paris. Jusqu'à présent, même dans la sixième édition de son traité de *Pathologie interne*, datée de 1879,
ce savant maître regardait la rubéole comme une
forme bâtarde, constituant tantôt une scarlatine à
exanthème morbilliforme (rubeola-scarlatinosa), tan·
tôt une rougeole à exanthème scarlatiniforme (ru-
beola-morbillosa), mais aujourd'hui les opinions du
professeur Jaccoud se sont modifiées. Dans la récente
et septième édition en trois volumes de son ouvrage :
(Paris 1883), il dit au chapitre de la rubéole : « Il
existe une maladie vraiment distincte, à laquelle seule
il conviendrait d'appliquer la dénomination de Rubéole ; n'ayant jamais observé cette fièvre, j'ai longtemps hésité à l'admettre, mais en présence des don·
nées plus précises issues des petites épidémies de
Leipzig, d'Erlangen et de Boston, le doute ne me
paraît plus possible. »

(1) *Progrès médical,* 10 décembre 1881, n° 50.
(2) *Études médicales faites à la maison de santé* par le Dr Lecor-
ché et Talamon.

CHAPITRE II

De la Nature de la Rubéole

§ I.

*Le Rötheln est-il un hydride de la rougeole et de
la scarlatine ?*

Une semblable opinion nous paraît difficile à con-
cilier avec les nombreux documents que nous avons
compulsés, et dont les littératures allemande et
anglaise nous ont certainement fourni le contingent
le plus considérable. Il est en effet de toute évidence
que si le Rötheln procédait de la rougeole ou de la
scarlatine, on verrait toujours cette affection soit
coïncider avec les épidémies de ces deux exanthèmes,
soit encore survenir peu après leur disparition; il est
même permis de supposer qu'en suivant la trace de
la contagion, on pourrait remonter jusqu'à l'origine
morbilleuse ou scarlatineuse de l'épidémie. Or ce
n'est pas ainsi que les choses se passent. La plupart
des épidémies qui ont visité successivement New-

York, ont paru à tous ceux qui les ont observées absolument indépendantes des épidémies antérieures ou consécutives de rougeole et de scarlatine avec lesquelles elles ne présentaient aucun lien de commune origine. Dans l'hypothèse que nous nous refusons à admettre, à la suite de certaines épidémies de rubéole, on la verrait fatalement engendrer l'un ou l'autre des deux exanthèmes, dont elle ne serait qu'un produit plus ou moins complexe; tandis que d'après le témoignage de tous les auteurs qui ont écrit sur ce sujet, récemment du moins, le Rôtheln ne reproduit qu'une affection semblable à lui-même. Aussi n'est-ce pas sans un certain étonnement que nous relevons la phrase suivante dans le traité de Gerhardt, deuxième édition : « Il peut cependant arriver que certains cas de l'épidémie ou quelquefois toute l'épidémie se transforme en vraie rougeole. » « Die ganze Epidemie den uebergang in achten masenformen Zeigen. » « Si l'on admet que certains cas se transforment en vrai rougeole, c'en est fait de l'existence du Rôtheln! » Ainsi s'exprimait d'abord et avec raison Kassovitz, en présence de cette phrase de Gerhardt, qui s'est constitué un défenseur du Rôtheln à titre d'entité morbide; il lui répugnait d'admettre l'existence d'une maladie, qui, se propageant par voie de contagion, se montrait chez de nouveaux sujets non plus semblable à elle-même mais avec le caractère d'une rougeole parfaitement tranchée. Depuis lors, Kassovitz est revenu de cette manière de voir, et il est d'autant plus à même de donner son opinion à cet égard, qu'il a pu observer une épidémie

considérable de rubéole, pendant laquelle sur
64 cas, il n'a pas vu une seule fois la maladie se
transformer en véritable rougeole. Enfin si le Rôtheln
était réellement une combinaison de la scarlatine et
de la rougeole, une atteinte de cette affection met-
trait très certainement les malades à l'abri pour l'a-
venir, sinon des deux, au moins de l'un ou de l'autre
des exanthèmes, tandis que c'est précisément le
contraire qui se produit.

Au milieu des divergences qu'il faut s'attendre à
rencontrer parmi les auteurs qui se sont occupés de
la question, tous sont unanimes à admettre que la
rougeole et la scarlatine ne préservent pas du Rôtheln,
pas plus qu'une atteinte antérieure de cette affection
ne constitue un préservatif contre une attaque ulté-
rieure des deux autres exanthèmes. Sur 23 cas
rapportés par Deman, 10 avaient eu la rougeole,
3 la scarlatine. Sur 21 cas observés dans la deuxième
épidémie de Leipzig, la moitié des malades avaient
eu déjà la rougeole, 2 seulement la scarlatine : sur
22 cas tirés de la clinique de Würtzburg, 7 avaient eu
la rougeole, un la scarlatine. Sur 48 faits observés par
Lewis Smith en 1874, 19 au moins avaient eu la rougeole ; au New-York founding Asylum, une épidémie
de rougeole suivit une épidémie de Rôtheln et la
plupart des enfants atteints par la première ne furent
pas épargnés par la seconde. Le Dr Chadbourne
écrit aussi : huit enfants qui six mois auparavant
avaient été atteints de rougeole et de scarlatine furent
affectés de rubéole (1).

(1) Lewis-Smith, congrès de Londres.

Le Dr G. E. Schüttleworth, de Lancaster, décrit une épidémie de Rötheln portant sur 27 cas, importée en 1874 dans son asile d'idiots par une infirmière qui fut la première atteinte. L'affection dans ce premier cas très bénigne, n'eut pas plus de trois à quatre jours de durée ; le rash *était plutôt semblable à de la rougeole qu'à de la scarlatine*, les symptômes du *côté de la langue et de l'arrière gorge* se rapprochaient un peu au contraire de cette dernière maladie. A côté de ce fait, il cite une observation n° 26 de l'épidémie, où le rash ressemble absolument à la scarlatine, mais où manquent les symptômes du côté de la gorge, sauf de la rougeur du voile du palais, la température ne dépassant pas 100 degrés Fahrenheit, ce qui corcorrespond à 37° 7 centigrades. Pas d'albuminurie, desquamation furfuracée. Le diagnostic, dit-il, ne l'a jamais embarrassé. Il est bon de noter que dans cette épidémie sur 27 enfants pris de Rôtheln, 15 avaient eu déjà la rougeole et 4 la scarlatine. « En 1877, dit-il, l'asile fut visité à nouveau par une épidémie de scarlatine qui atteignit 56 sujets ; dans la première partie de 1880 par la rougeole (77 cas) ; dans l'été de cette même année survint encore une série de six cas de scarlatine de mai à juillet.

Pendant le cours de ces scarlatines normales nous constatâmes quatre cas de rash anormal. Le 3 juin un enfant appartenant à une section tout autre que celle dans laquelle la scarlatine s'était déclarée, est atteint d'une éruption papuleuse de la face et de la poitrine, quelque chose qui pouvait ressembler à la rougeole, mais les papules étaient discrètes et non arrangées

en plaques en forme de croissant, il avait eu la *rougeole et la scarlatine dans son enfance*. L'éruption se
communique dans la section à deux autres enfants
ayant également eu la rougeole et la scarlatine, sauf
pour le second qui n'avait pas eu cette dernière affection. Les trois enfants sont placés par mesure d'isolement dans les salles inférieures d'une aile de l'asile,
dont l'étage supérieur était occupé par les cas de
scarlatine. L'une de ces *scarlatines en pleine convalescence est prise de Rôtheln*, l'éruption disparut le
troisième jour, la contagion sans doute venait de
l'étage inférieur; cette observation est d'autant plus
intéressante que la jeune fille qui en est l'objet avait
eu *en février dernier une rougeole incontestable et
sortait d'une scarlatine encore non moins évidente.
Des 26 malades ayant eu le Rôtheln en 1874, 13 res-
tèrent sous mon observation pendant les épidémies
subséquentes de scarlatine de 1877 et 1880, et de rougeole 1880 ; sur ces 13, pas moins de cinq eurent
scarlatine et rougeole successivement, deux la
rougeole seulement et un la scarlatine. Il est
bon de noter que sur les sept malades qui prirent la
rougeole en 1880, un seul passait pour avoir déjà eu
la rougeole antérieurement à l'épidémie de Rôtheln ;
les six malades qui ayant eu le Rôtheln en 1874, ne
prirent pas la rougeole en 1880, furent au contraire
reconnus pour avoir été atteints de rougeole dans leur
enfance.* Pour moi, conclut Schüttleworth, il est
évident que le Rôtheln, est une maladie sui generis,
méritant une place spéciale en pathologie. »

∮ II.

Sans nous arrêter plus longtemps à cette première hypothèse, nous allons examiner cette seconde proposition : *Le Rötheln est-il une simple récidive de rougeole ou de scarlatine ?*

Certains auteurs, en effet, envisagent la rubéole à ce point de vue et suivant le plus ou moins de ressemblance qu'affecte la maladie avec la rougeole ou la scarlatine, ils la considèrent comme une simple récidive de l'un ou de l'autre de ces exanthèmes. Cette interprétation paraît se rattacher à des cas incomplètement observés, ce que nous avons dit, au reste, un peu plus haut, et les faits que nous venons de rapporter vont à l'encontre de cette manière de voir. Il est inadmissible en effet que soit la rougeole, soit la scarlatine, puisse récidiver avec des caractères différents de ceux que présente l'éruption classique ; dès l'instant que ces prétendues récidives affectent une physionomie qui leur est spéciale, c'est vouloir s'écarter de la vérité et rentrer dans l'arbitraire que de les rattacher ou à la rougeole ou à la scarlatine. D'autre part c'est se heurter, sans motif suffisant, à une loi de pathologie générale que les faits n'ont pas encore démentie, car il reste démontré, selon nous, que les récidives des deux fièvres éruptives classiques existent sans aucun doute, mais ne sont que rarement observées ; il en serait tout autrement, si tous les cas de rubéole pouvaient s'expliquer simplement par la récidive de la rougeole ou de la scarlatine, l'exception deviendrait alors la règle. Dans la série de 3o observations rapportées par Cheadle au congrès de Londres, il nous répugne de considérer comme étant atteints de récidives, 22 malades qui avaient subi antérieurement une première attaque de rougeole ; c'est là, je ne saurais trop le répéter une proposition qui est en désaccord avec ce que nous apprend la pathologie. Nous pourrions en dire autant des observation citées par Robinson, Lewis Smith, Schüttleworth, Glaister de Glasgow, Donovan, Douglas Hemming, etc, etc...

§ III.

Le Rötheln est-il une simple roséole estivale ? La roséole de Trousseau, le rose-mill de Gubler ?

Cette affection très bien décrite dans Borsieri, sous le titre d'*Essera Vogelii*, a été également fort bien étudiée par Trousseau : « Cette roséole, dit l'auteur des cliniques, est caractérisée, comme la rougeole, par une éruption exanthémeuse constituée par des taches roses, irrégulières, dont l'apparition est presque toujours précédée par des symptômes fébriles. Ces symptômes généraux qui se manifestent pendant un ou deux jours, et rarement pendant trois ou quatre, sont beaucoup moins prononcés que dans les autres fièvres éruptives. Quelquefois ils consistent en un léger malaise ; le plus ordinairement, ce malaise est plus considérable, accompagné d'un mouvement fébrile assez marqué, de frissons, de mal de tête, de perte d'appétit, de soif vive, d'agitation ou bien, au contraire, de prostration. Chez les enfants très jeunes, il n'est pas rare de voir la maladie s'annoncer par des vomissements, de la diarrhée, par des accidents convulsifs. Mais ce qui distingue tout de suite la roséole de la rougeole, c'est l'absence dans le premier cas de catarrhe oculaire, nasal, bronchique, phénomènes obligés de la période prodromique de la fièvre morbilleuse. Jamais, en effet, vous ne verrez dans la roséole le larmoiement, le coryza, la toux de la rougeole. » Cette roséole décrite ainsi par Trousseau, survenant toujours aux mêmes époques de l'année, ne s'accompagnant ni de catarrhe, ni d'angine, diffère ce nous semble du Rôtheln, maladie également bénigne, dans le plus grand nombre de cas, mais dont les allures néanmoins ne sont pas non plus les mêmes. Sans parler de la fièvre que divers auteurs, comme Cheadle, ont notée dans certaines épidémies au début de l'éruption, l'angine, l'engorgement ganglionnaire assez fréquent, l'otalgie, symptômes sur lesquels les Anglais insistent dans bon nombre de leurs observations, nous indiquent suffisamment une maladie *totius substantiæ* de nature infectieuse, dont un des principaux caractères est certainement la contagion, que personne n'a songé à lui contester. Malgré l'excellence de sa description, Trousseau n'a pas peu contribué à entretenir la confusion qui actuellement règne encore dans bien des esprits, en assignant à la roséole estivale le caractère contagieux, alors qu'elle est simplement épidémique. Il est fort probable, au reste, que ce maître éminent a observé des cas de rubéole légère auxquels se rapporte sa description de la roséole épidémique. Je crois, qu'à part Trousseau, les auteurs sont unanimes à reconnaître la non contagiosité de la roséole et la description qu'ils en donnent ne peut pas être prise pour celle de la rubéole. « La roséole, disent Meigs et Pepper (loc. cit), est un érythème, non contagieux, formé par des plaques hypérémiques de couleur rosée, dont la forme et les bords sont irréguliers, qui s'accompagnent de petites saillies papuleuses, et dont l'apparition est précédée et suivie de quelques symptômes fébriles. Ils en décrivent trois formes : la *roseola estiva, autumnalis,* et *annulata,* en insistant sur le caractère non contagieux de l'exanthème.

§ IV.

On peut observer dans le cours de certaines épidémies simultanées de rougeole et de scarlatine, des fièvres éruptives de forme mixte, où se mêlent d'une façon confuse pour le clinicien, les symptômes généraux et en même temps les manifestations cutanées des deux exanthèmes.

Devons-nous faire rentrer ces sortes d'éruptions hybrides dans le cadre du Rötheln ?

Cette forme insolite s'observe surtout dans les hôpitaux d'enfants, où l'insuffisance de l'isolement vient s'ajouter à la concentration des foyers contagieux pour offrir la meilleure chance de succès à la combinaison des deux miasmes. L'année dernière, pendant une épidémie très meurtrière de rougeole et de scarlatine qui sévit à l'hôpital de la Charité, du milieu de décembre 1881, au mois de mai 1882, nous avons eu l'ocasion d'observer dans le service de M. Laure, une série de cas analogues. Bien des fois, nous nous sommes demandé si nous n'étions pas en présence d'une scarlatine ou d'une rougeole, certains caractères éveillant l'idée de la première de ces affections, alors que d'autres symptômes se rapportaient manifestement à la seconde.

On en jugera par les trois observations suivantes, l'une prise au hasard parmi celles de M. Laure, et les deux autres empruntées à M. Roger. (1)

OBSERVATION I

Hôpital de la Charité. — Service de M. Laure. — Salle d'isolement n°14

Vergeat Marthe, âgée de 22 mois.

L'enfant était en dépôt à Sainte-Sophie, le 3 mai elle présente le soir des signes de malaise : inappétence, toux, température élevée.

Le 4 mai, elle est couverte d'une éruption ponctuée, abondante sur tout le corps, mais surtout sur les cuisses et le tronc, les bras sont moins rouges. Les taches rosées se réunissent en beaucoup d'endroits pour couvrir une large surface ; ailleurs elles sont petites et isolées mais toujours très rapprochées ; les amygdales et les piliers sont rouges et présentent de petites plaques ; la toux est fréquente ; la peau est chaude, la face colorée ; un peu de larmoiement ; la langue est sale, pas scarlatineuse. Temp. 39°-2.

(1) *Gazette des Hôpitaux*, n° 37. 29 mars 1870. p. 145.

5 mai. L'éruption prend la forme scarlatineuse beaucoup plus tranchée. Température le matin 38° 4, le soir 38° 8.

6 mai. La rougeur uniforme a complètement disparu pour laisser à sa place une éruption de nature morbilliforme, surtout au ventre où les macules sont très caractéristiques. Température le matin 39°, le soir 39°2.

7 mai. L'éruption a beaucoup pâli, il ne reste plus que des macules à peine colorées. Température le matin 38°9, le soir 39° 2.

8 mai. L'éruption a absolument disparu. Température le matin 39° 2, le 39° 4.

19 mai. Desquamation furfuracée sur les jambes et les pieds.

25 mai. Eruption pemphigoïde siégeant sur les fesses et dans le pli fessier ; ulcérations succédant aux bulles.

27 mai. Large ulcération diphtéroïde occupant le pli fessier et remontant au sacrum.

28 mai. L'éruption pemphigoïde s'étend de plus en plus, les bulles sont nombreuses et deviennent confluentes surtout sur le côté gauche. Les ulcérations consécutives sont rouge-vif et très larges. L'eschare sacrée s'agrandit. Abattément. Mauvais état général.

31 mai. Mort.

Ces éruptions s'accompagnaient, comme on le voit, par cette observation, d'angine assez intense et de catarrhe laryngo-bronchique tout à la fois.

Au début, l'éruption considérée dans son ensemble nous a toujours rappelé la scarlatine plus que la rougeole, mais le deuxième ou troisième jour, le rash scarlatineux disparaissait pour céder la place à une éruption morbilliforme très nette. Bornons-nous pour le moment à relater le fait, sans attacher à l'ordre d'apparition des deux exanthèmes plus d'importance qu'il n'en mérite.

Voici maintenant les deux observations relevées à l'hôpital des enfants malades dans le service de M. Roger qui ont donné lieu à un mémoire lu à la société médicale d'observation, par M. René Blache, et emprunté par nous à la *Gazette des hôpitaux* de 1870.

OBSERVATION II.

A..., Maria, 3 ans, entre à l'hôpital le 14 janvier venant de la maison de convalescence où il se trouvait un certain nombre d'enfants convalescents de scarlatine et de rougeole. A son entrée à l'hôpital, cette enfant prise de fièvre, de catarrhe bronchique, de larmoiement, a une éruption pointillée de rouge sur les bras, avec une teinte uniforme aux aines et sur les cuisses ; ensuite une nouvelle poussée se fait à la face, au menton et au col ayant les caractères bien tranchés de la rougeole, tandis que dans le dos au contraire, l'éruption offre tout à fait l'apparence scarlatineuse. Une angine simple d'abord, ne tarde pas à devenir couenneuse, puis survient une adénite qui se termine par abcès. La double éruption dure quatre jours, puis alors l'éruption morbilleuse persiste seule. La desquamation commence enfin du huitième au neuvième jour, furfuracée et lamelleuse à la fois. Malgré cela, l'état général de l'enfant s'aggrave, l'angine diphtéritique persiste, l'engorgement ganglionnaire augmente et la pauvre malade succombe le 7 février.

OBSERVATION III.

L..., Louise, 4 ans et demi, constitution faible et scrofuleuse, est à l'hôpital des enfants depuis le 10 décembre pour une chorée à peu près guérie. Le 30 janvier elle prend de la fièvre avec amygdalite intense. Le premier février survient une éruption scarlatineuse qui se complète les jours suivants; angine pultacée, engorgement ganglionnaire. Le 5 février sur tout le corps, nouvelle poussée exanthémateuse ayant le caractère de la rougeole ; de plus on voit sur les bras et les avant-bras des élevures rosées, nombreuses et serrées, assez semblable à celle de la miliaire ; en même temps les yeux sont rouges et injectés ; il survient un catarrhe pulmonaire qui se manifeste par de la toux et des râles humides ; à ce moment le pouls est à 150, la température, dans l'aisselle, s'élève à 39° 5. La desquamation commence le 11 février plutôt furfuracée que lamelleuse. Enfin le 20 février, l'enfant succombe à une diphtérie généralisée et à une broncho-pneumonie double.

« Voici deux observations, ajoute-t-on dans la *Gazette des hôpitaux*, dans lesquelles se trouvent réunis en même temps et sur les mêmes individus, tous les symptômes caractérisant la scarlatine et la rougeole. Un certain nombre d'auteurs, en décrivant cette double coïncidence, ont cru devoir lui donner un nom spécial. Les Allemands plus particulièrement, en font une fièvre éruptive à part sous le nom de *rubéole ou Rôtheln*. Dans l'ouvrage de Gintrac, il se trouve un article intitulé rubéole, et l'auteur décrit avec soin sous cette dénomination : une affection *mixte ou hybride*, qui résulte de la réunion des symptômes de la scarlatine et de ceux de la rougeole. Les deux observations relatées ici, me semblent se rapporter entièrement à la description donnée par Gintrac ; mais nous nous demanderons si cette maladie, désignée sous le nom de rubéole, mérite vraiment d'occuper un rang spécial parmi les fièvres exanthémateuses ?... Ne sont-ce pas là tous

les symptômes réunis des deux affections bien con-
nues : la rougeole et la scarlatine? pourquoi vouloir
en faire une maladie à part, et lui donner un nom
nouveau ? » Cette critique nous semble on ne peut
plus judicieuse et suivant nous, des faits de ce genre
ne doivent pas, ne peuvent pas être rattachés à la
maladie décrite par les Allemands sous le nom de
Rôtheln.

Pourtant en présence de ces éruptions insolites
nous fûmes d'abord tenté de les rattacher au Rôtheln.
Mais après avoir parcouru différents travaux étrangers sur la matière, après avoir surtout compulsé,
sans parti pris, les nombreuses observations recueillies à la Charité durant l'épidémie de 1882, notre
opinion s'est complètement modifiée, et nous nous
rangeons volontiers à l'idée de Bez, croyant avec lui,
que dans l'immense majorité des cas, ces exanthèmes
mixtes, avec phénomènes généraux morbillo-scarla-
tineux, ne sont que des fièvres contemporaines, survenant à la fois sur le même individu par le seul fait
d'une coïncidence d'incubation.

En examinant la série des observations de M. Laure,
ayant trait aux malades qui ont contracté les deux
exanthèmes pendant l'épidémie, on peut constater
que la scarlatine et la rougeole se sont compliquées
l'une par l'autre à toutes leurs périodes. C'est tantôt
après la desquamation de la première que nous
avons vu commencer la seconde, tantôt avant la fin
de la desquamation ou même avant qu'il y ait eu
trace de desquamation ; quelquefois enfin la première éruption était à peine flétrie, qu'on pouvait

assister au début de l'autre exanthème, c'est la dernière transition à l'éruption mixte que nous avons observée maintes fois.

Ce sont sans doute des cas de ce genre qui n'ayant pas été assez minutieusement examinés, ont été rapportés à tort au Rötheln des Allemands, et c'est là ce qui a donné lieu à cette idée erronée que la rubéole, passant d'un sujet à un autre, peut se transformer tantôt en rougeole, tantôt en scarlatine, opinion d'autant plus rationnelle en l'espèce, que pour nous ce sont ces deux fièvres qui évoluent côte à côte chez le même malade, lequel à notre avis est parfaitement indemne du Rötheln.

Pour affirmer que ces éruptions mixtes sont de véritables rubéoles, il faudrait pouvoir prouver que c'est une affection semblable qui leur a donné naissance, et en outre qu'elles ne transmettent qu'un exanthème semblable à elle-même. Or cette démonstration est encore à faire, et pour ce qui nous concerne, nous n'avons pu recueillir un seul fait à l'appui de cette manière de voir. Nous ajouterons qu'un hôpital d'enfants n'offre pas un terrain favorable aux recherches de ce genre, l'incurie des parents nous privant en général des renseignements les plus indispensables, et d'autre part, l'insuffisance de l'isolement ne nous mettant pas à l'abri des causes d'erreur, auxquelles nous expose un milieu perpétuellement saturé de germes contagieux.

Bien que notre opinion soit suffisamment fondée, la démonstration rigoureuse de l'interprétation de Bez, c'est-à-dire des éruptions contemporaines, exige des observations ultérieures, que nous devons plutôt emprunter à la clientèle privée qu'à la pratique hospitalière, pour les raisons que nous venons d'énumérer plus haut ; nous sommes certain que l'attention ayant été attirée sur ce point, les praticiens soit de la ville, soit de la campagne, ne manqueront pas de fournir sur la matière des documents précieux qui, en France, du moins, ainsi que nous l'avons fait observer tout à l'heure, nous font totalement défaut.

Nous ne saurions citer plus à propos les conclusions suivantes terminant la communication de Schüttleworth au congrès de Londres, qui résument fidèlement notre façon de penser à cet égard : « Je ne comprends pas que cette maladie épidémique, composée de scarlatine et de rougeole, combinant les éléments dangereux de ces deux affections, prenne le même nom que la maladie innocente que je viens de décrire ; c'est là une anomalie qui ne peut manquer de porter préjudice à la sécurité publique. » A l'exemple de cet auteur nous écarterons du Rôtheln ces fièvres à double exanthème qui ne sont autres que des scarlatines et des rougeoles évoluant ensemble sur le même sujet, et qui, sans trop se contrarier dans leur marche réciproque, conservent l'une et l'autre leurs caractères importants ; nous admettrons par contre la rubéole comme une maladie indépendante, ayant sa place marquée à part en pathologie, contagieuse, mais en général très bénigne, dont nous allons esquisser maintenant la symptomatologie.

CHAPITRE III

Etiologie, Symptômatologie, Diagnostic, Pronostic et traitement de la rubéole.

DÉFINITION. — La rubéole (1) (Rotheln des Allemands) est un exanthème spécifique, de nature contagieuse, se rapprochant par la forme mixte de son

(1) William Squire terminant sa communication sur le Rötheln au congrès de Londres, s'exprime ainsi : « la scarlatine et la rougeole appartiennent à deux types différents de maladie : dans le premier, l'incubation est courte, l'invasion soudaine, la défervescence lente, avec tendance aux localisations sur la gorge et les reins ; dans le second l'incubation est longue, l'invasion progressive, la défervescence brusque avec tendance aux localisations sur les voies respiratoires ; c'est à ce dernier type qu'appartient évidemment la maladie qui fait l'objet de cette discussion ; je proposerai donc pour rappeler sa parenté avec la rougeole dont elle est cependant distincte le diminutif de *rubelle* dont il a déjà été question dans la société de dermatologie américaine des Etats-Unis, et je demanderai que cette dénomination reçût l'approbation des membres du congrès. » Avec notre maître, M. le professeur Bondet, étant donnée la ressemblance entre la maladie que nous étudions et la rougeole, nous demandons de lui voir conserver le nom de *rubéole*.

éruption de la rougeole et de la scarlatine, dont il se
distingue néanmoins par des caractères spéciaux, et
surtout par l'absence de certains symptômes généraux qui accompagnent toujours ces deux fièvres
éruptives.

ETIOLOGIE. — Il est actuellement admis que cet
exanthème se propage par contagion ; les faits qui
ont été publiés dans ces dernières années, le démon-
trent de la façon la plus évidente, d'ailleurs les lignes
suivantes que nous empruntons au mémoire de Lewis
Smith, rapprochées des observations dues à Schüttleworth, que nous avons citées au chapitre précédent,
ne peuvent laisser aucun doute à cet égard : « Le
Rötheln est contagieux ; les premiers cas concer-
naient presque toujours des enfants attachés à des
écoles ou ayant eu des contacts avec ces mêmes enfants. Les faits étaient multiples ne survenant pas
simultanément, mais se succédant comme si les
malades tenaient leur affection d'autres malades
affectés avant eux.

« Dans une famille, une jeune fille qui fréquentait
une école publique fut atteinte de Rötheln dans le milieu de décembre 1873, les deux autres enfants s'ali-
tèrent une semaine et deux semaines plus tard. Une
nièce visitant cette famille en même temps que le
premier enfant tomba malade, et s'en retournant
chez elle dans une autre rue, eut son éruption le 27 décembre. Aline R..., âgée de 10 ans, venant assidû-
ment chez M. E..., habitant la même rue, et plusieurs fois en contact avec les enfants atteints de Rö-

theln, prit à son tour la même maladie vers le 4 janvier,

« Le fils de M. P... âgé de 5 ans et demi, avait l'habitude de jouer avec deux enfants habitant deux portes plus loin, qui furent atteints de Rötheln dans le commencement d'avril 1881 ; le 14 avril il fut supposé avoir un coryza résultant d'un coup de froid, parce qu'il éternuait beaucoup, quelques heures plus tard apparut l'éruption. Quatre jours après un enfant était affecté de la même manière, et treize jours plus tard un autre petit malade âgé de 12 ans, dans la même famille, prenait la fièvre éruptive. De même le Rötheln apparut chez deux frères habitant deux maisons contiguës 51e rue (West). Le premier malade fut un garçon de 12 ans, puis dix enfants de ces familles en furent successivement affectés. Dans une autre famille de la 46e rue (West), le premier cas se rapporte à un petit garçon fréquentant une école où le Rötheln régnait épidémiquement; en vingt jours, du 31 mars au 20 avril, quatre autres enfants furent successivement atteints. »

La rubéole est une maladie tantôt épidémique, tantôt endémique. D'après Walch, cité par Emminghaus, la période d'épidémie commencerait avec la saison des pluies, et dans l'intervalle, on n'observerait que des cas endémiques; le même auteur ne serait pas éloigné de lui considérer une origine miasmatique. Cette manière de voir n'est encore qu'une simple hypothèse, dont l'exactitude ne nous paraît point jusqu'à présent, suffisamment démontrée. D'une façon générale, lisons-nous encore dans

Emminghaus, la rubéole sévit avec plus d'intensité durant la première moitié de l'année ; dans l'épidémie de Midelburgh, le maximum de l'exanthème fut noté de novembre à juillet, il en fut de même durant l'épidémie de Pétersbourg et celle de Rostoch ; dans les épidémies de Leipzig de 1868 et de 1872, on observa le plus grand nombre de cas de janvier à juillet ; dans celle de Wurtzbourg de mai à juillet ; dans celle de New-York de décembre à mai. Si de cette statistique nous rapprochons les faits que M. le professeur Bondet a bien voulu nous communiquer, nous voyons la maladie régner dans la première série, de mars à mai, dans la seconde, de mai à juillet, dans la troisième en juin, dans la cinquième de juin à août.

Géographiquement parlant, la rubéole a fait son apparition dans toutes les parties du globe, on l'a vue régner en Allemagne, en France, en Hollande, en Angleterre, en Ecosse, en Russie, etc., et tandis qu'elle se montrait à Bombay, elle sévissait en même temps à New-York, où plusieurs épidémies en avaient déjà été successivement observées. Pourtant si nous nous en rapportons à l'opinion du docteur Talamon à cet égard, le Rötheln serait beaucoup plus fréquent, en Angleterre par exemple, qu'en France.

L'influence du sexe paraît étrangère à l'étiologie de la rubéole, les garçons en sont atteints dans les mêmes proportions que les petites filles ; on l'observe surtout chez les enfants, néanmoins les adultes n'en sont pas absolument à l'abri ; on ne la constate qu'exceptionnellement chez les enfants à la mamelle. Voici à ce sujet deux statistiques relevées par Lewis Smith durant les épidémies de 1873 et 1874, et celle de 1880.

1⁰ Du milieu de décembre 1873 à mai 1874 : 54 cas.

De 8 mois à un an......... 2
De 1 an à 2 ans........... 4
De 2 ans à 5 ans.......... 16
De 5 ans à 10 ans......... 23
De 10 ans à 15 ans......... 3
De 15 ans à 30 ans......... 6

2⁰ Nouvelle épidémie, août 1880 : 42 cas,

De 1 an à 2 ans........... 3
De 2 ans à 5 ans.......... 8
De 5 ans à 10 ans......... 18
De 10 ans à 15 ans......... 11
De 22 ans.................. 1
De 42 ans 1

Ce qui nous montre que la rubéole, comme les autres fièvres éruptives, est plutôt une maladie de la seconde enfance, ayant son maximum de 5 à 10 ans.

Bien que la récidive du Rötheln soit très rare, Thomas la considère comme possible, il en cite même des cas ; Emminghaus au contraire rejette complètement les récidives du Rötheln.

Anatomie pathologique. — Il nous est impossible de fournir aucune donnée positive sur l'anatomie pathologique de cette maladie, il n'en a du reste jamais été question, à peine est-il permis de supposer, nous dit Emminghaus, que les lésions anato-

miques de la peau sont celles que l'on rencontre dans
la rougeole et la scarlatine, c'est-à-dire l'hypérémie
du corps papillaire, avec exsudation entre le chorion
et l'épiderme.

Incubation. — La période d'incubation de la
rubéole, d'après les observations de M. le professeur
Bondet, serait de 12 à 14 jours ; ce chiffre se rapproche de la moyenne qu'on peut déduire des faits cités
par la plupart des auteurs ; ainsi pour Thomas cette
période varie de deux semaines et demie à trois
semaines, pour Rott elle est de 18 jours, de 14 à 20
jours pour Kassowitz, de 18 à 20 jours pour Jaccoud,
le plus ordinairement de 15 jours pour Lewis Smiths,
Chadbourne, William Squire : pour Bez elle dure
deux septenaires au moins, et elle serait de 14 jours
d'après Gowers et Emminghaus.

Période prodromique. — Tous les auteurs sont
unanimes à reconnaître le peu de durée de la période
prodromique ; elle varie ordinairement d'une demi
journée à deux jours et demi, le malade accuse alors
un malaise insignifiant, sans déterminations locales
précises, ou quelquefois une fatigue générale accom-
pagnée de frissons ; parfois encore on note de la céphalalgie, de la courbature, des nausées sans vomissements (ceux-ci, quoique observés par certains
auteurs, sont rares), des convulsions chez les petits
enfants. Mais dans la grande majorité des cas la
période prémonitoire est tellement légère, que le
plus souvent les symptômes prodromiques n'attirent

pas l'attention, et on ne s'aperçoit de la maladie qu'au moment de l'éruption. Thomas dit n'avoir observé que chez des enfants, doués d'une sensibilité extraordinaire, une période prodromique d'un jour.

PÉRIODE D'INVASION. — L'invasion est brusque; l'éruption qui commence au visage, au niveau des paupières et des oreilles, s'étend rapidement au tronc et aux membres pour gagner ensuite toute la surface du corps, sauf le crâne et les faces palmaire et plantaire, qui ne seraient jamais envahies d'après Lewis Smith.

ÉRUPTION. — L'éruption mixte d'emblée, rappelle le plus souvent et celle de la rougeole et celle de la scarlatine; en même temps que l'on trouve sur certaines parties du corps de petites taches rouges séparées par des espaces de peau saine, ressemblant tout à fait à l'exanthème morbilliforme, sur d'autres on rencontre de larges plaques qui font penser à l'exanthème scarlatineux, dont la teinte pourtant ressemble davantage à celle de l'erythème qu'à la coloration observée dans la scarlatine.

De même que l'on voit, suivant les différentes épidémies ou de rougeole ou de scarlatine des modifications quelquefois assez marquées dans l'éruption, ces modifications peuvent se montrer aussi dans la rubéole.

Pour Bez, l'éruption du Rötheln est formée de taches de volume très variable, de configuration irrégulière, non ou peu saillantes, et souvent réunies par

des prolongements linéaires. Dans la plupart des cas,
dit Lewis Smith, l'éruption se produit en pointillé et
petites taches circulaires, un peu plus petites que
celles de la rougeole, nombreuses et très confluentes,
couvrant au moins la moitié, quelquefois plus, de la
surface du corps, séparées par des espaces de peau
d'apparence normale ; exceptionnellement la peau
entre les points et les taches présente une rougeur
semblable à celle de l'erythème, et alors l'aspect de
l'efflorescence est tout-à-fait celui de la scarlatine ;
chez certains malades, l'éruption commence par des
taches circonscrites comme celles de la rougeole, et
devient confluente en deux ou trois jours comme celle
de la scarlatine, elle disparait à la pression et produit
une certaine rudesse des téguments. Suivant Emminghaus, l'éruption consiste en petites papules de la
grosseur d'une tête d'épingle à celle d'un pois ou
d'une fève; ordinairement rondes, quelquefois ovales
et à contours déchiquetés. M. le professeur Bondet
a généralement observé une éruption affectant
une apparence polymorphe assez constante : à la
face, sur la partie supérieure du cou et les oreilles,
c'est la teinte rouge erythématheuse qui domine, à
mesure qu'on s'éloigne de la face, cette teinte s'affai-
blissant de plus en plus, tend à disparaître pour faire
place, sur le tronc, et à la partie supérieure des
membres, à de larges taches d'étendue et de forme
très irrégulières ; ces plaques diminuent en général à
mesure que l'on se rapproche de la périphérie ; c'est
spécialement sur les avant-bras et les jambes qu'elles
prennent la forme de petites taches rouges, presque

toujours sans élevure de la peau, séparées par des intervalles de peau saine, qui rappellent tout-à-fait l'aspect de l'éruption morbilliforme.

Cet exanthème assez fugace, dont la durée n'excède pas trois à cinq jours, est très souvent modifié et par la chaleur du lit et par l'exposition à l'air froid ; quelquefois plusieurs jours après le retour ad integrum, si le malade se surexcite un peu, on voit réapparaître chez lui une légère teinte erythémateuse, et nous trouvons cité le cas d'une jeune fille de 13 ans, chez laquelle même trois semaines après la guérison, on vit, par le mouvement et la surexcitation, apparaître de temps en temps cette teinte, quoique peu distincte à la vérité. L'éruption disparait ordinairement sans desquamation, parfois cependant on trouve un léger furfur ; sur un seul des nombreux malades atteints de Rötheln qu'il a eu à soigner, Lewis Smith a vu sur l'abdomen une desquamation aussi importante que celle d'une scarlatine.

Période d'état. — La période d'état s'accompagne en général de démangeaisons assez vives à la face, considérables dans certains cas, et dont les malades alors souffrent plus que de tous les autres symptômes, au dire de certains auteurs, d'enchiffrènement, de larmoiement, d'un léger coryza, d'éternuements qui se répètent parfois à chaque instant ; souvent aussi la figure est boursouflée ; les paupières tuméfiées ; on remarque de la rougeur du voile du palais, de la luette et des tonsilles, ne rappelant en rien cependant l'angine scarlatineuse. Il en est de même des modifi-

cations du côté des muqueuses oculo-nasale et bronchique, elles ne sont jamais prononcées comme dans
la rougeole, il peut y avoir un peu de toux, mais
presque jamais de bronchite striduleuse. L'hypérémie des muqueuses semble dans la rubéole parfaitement limitée, elle ne descend pas, comme dans la
fièvre morbilleuse, pour gagner le larynx et les
bronches, et alors que dans cette dernière maladie
on retrouve toujours une bronchite plus ou moins
généralisée, dans le Rötheln on n'observe jamais
l'extension de l'inflammation à la muqueuse de l'arbre
bronchique, si ce n'est très exceptionnellement comme
complication indépendante de la maladie elle-même.
Touchant avec la main le visage d'un malade affecté de rubéole, souvent on éprouve au niveau de
la peau de cette région une sensation de chaleur assez
marquée, ce qui contraste beaucoup avec la température centrale, qui généralement alors oscille autour
de 38º.

Outre les symptômes dont nous venons de parler,
on a noté encore, des douleurs d'oreilles, des engorgements ganglionnaires et cela dans un tiers des cas
d'après Kassowitz ; par contre Thierfelder et Metteinheimer ont donné comme règle le gonflement des
glandes sub-auriculaires et jugulaires. Le pouls qui
peut être plus accéléré pendant les deux ou trois premiers jours de la maladie, revient vite à son type
normal.

La température durant tout le cours de cette
affection ne subit pas, sauf le cas de complication, d'exacerbations bien notables, Wunder-

lich (1) dans son livre classique sur la thermométrie
médicale, dit en parlant du Rötheln : « Il n'entraîne
pas nécessairement de la fièvre, ou seulement une
légère ascension thermométrique très passagère
avant ou pendant l'éruption ; la chaleur est générale-
meut sub-fébrile ou tout au plus modérément fébrile.
Si dans quelques cas isolés, on rencontre une augmentation considérable de la fièvre, elle dépend sans
doute soit de complication de la maladie, soit de l'extrême mobilité de la température chez les très jeunes
enfants » (2). Vogel dans un travail sur cette maladie,
s'exprime de la sorte : « la plupart du temps elle apparaît et suit son cours sans fièvre ». Lewis Smith, qui
dans son mémoire au congrès de Londres dit que la
température pendant la rubéole, oscille entre 98° et
100° degrés Fahreinheit (36° 6 à 37° 7 centigrades),
donne des statistiques très complètes à ce sujet, dans
son traité des maladies de l'enfance ; ses conclusions
sont les suivantes : « Les observations du Dr Reid au
Fondling asylum, et celles de ma propre pratique,
montrent que le mouvement fébrile est constamment
faible dans les cas de Rötheln sans complication, mais
néanmoins que certains malades ont des exacerbations temporaires dans lesquelles la température est
aussi élevée que dans la scarlatine ou la rougeole
grave » (3). Dans la majorité des cas, suivant Thomas, la fièvre fait défaut. D'après une statistique de

(1) *Medical thermometry New-Sydenham society.* p. 351.
(2) *Diseases of children.* p. 495.
(3) *Diseases of infancy and childhood.* by Lewis Smith. 4e édition. p. 195.

Nymann, portant sur 119 observations, dans 58 cas on ne releva point de fièvre, dans 61 cas au contraire il y avait une élévation de la température : chez 39, celle-ci monta à 38°, chez 13 à 38° 5, 6 eurent 39°, et deux 39° 5 ; dans 24 cas, la fièvre dura un jour, dans 24 autres, deux jours, dans 11, trois jours, dans 2, quatre jours.

La langue, qui chez certains malades peut rester à peu près normale, est recouverte parfois d'un enduit grisâtre, généralement elle est saburrale, mais jamais elle ne présente l'aspect framboisé et la desquamation qu'on retrouve dans la scarlatine ; nous devons pourtant signaler une observation de Schüttleworth, où le malade affecté de Rôtheln, offrait justement cet aspect framboisé de la langue.

Il est essentiel de noter que dans la rubéole, malgré parfois la bouffissure de la face et la teinte érythémateuse très accusée, on ne trouve jamais d'albumine dans les urines.

DIAGNOSTIC. — La rubéole, d'après tous les symptômes que nous venons de lui reconnaître, se distingue de la rougeole et de la scarlatine par le caractère mixte de son éruption, par son exanthème polymorphe qui rappelle tout à la fois celui de ces deux fièvres éruptives ; en effet, si chez le malade atteint de Rötheln on retrouve sur certaines parties du corps, à côté de plaques de forme et d'étendue variables, de petites taches ressemblant à s'y méprendre à celles qui caractérisent l'exanthème morbilleux, on peut constater sur d'autres points de la

surface cutanée une teinte erythémateuse plus ou
moins accentuée, qui rappelle tout à fait l'exanthème
de la scarlatine. Ce polymorphisme dans l'éruption,
que l'on retrouve d'une manière assez constante
dans la rubéole, sert déjà à différencier cette maladie
d'avec la rougeole et la scarlatine, qui elles, n'ont
jamais ce caractère polymorphe. Le peu d'intensité
du mouvement fébrile, l'absence de la desquamation
en lamelles, et cela malgré une teinte erythémateuse
souvent très marquée, le défaut d'albumine dans les
urines, la langue saburrale, ne revêtant jamais le
caractère framboisé qu'on retrouve si fréquemment
dans la scarlatine, le catarrhe oculo-nasal, l'enchiffrènement, les éternuements, la conjonctivite for-
ment un cortège de symptômes propres à la rubéole
qui ne permettent pas de la confondre avec la scarlatine.

Les points essentiels de ce diagnostic différentiel
pour Robinson James (loc. cit.) sont : la présence des
symptômes catarrhaux, le caractère du rash, la
nature de la desquamation et l'absence complète des
suites ordinaires de la scarlatine.

La confusion serait plus facile entre la rubéole et
la rougeole ; cependant en certains points la teinte
presque scarlatineuse du Rötheln, le peu de durée de
la période prodromique, et le caractère superficiel
des localisations oculo-nasales et pulmonaires de la
rubéole, contrastent d'une manière frappante avec
l'éruption marbrée de la rougeole, la longueur des
prodrômes, la toux férine et l'intensité du catarrhe
morbilleux. D'autres fois l'inflammation de l'arrière-

gorge, l'angine, le gonflement des glandes sub-maxillaires et cervicales, l'otalgie qui font totalement défaut dans la rougeole, suffisent à distinguer cette affection de la rubéole.

Rott (1) donne entre ces deux maladies le diagnostic différentiel suivant, basé sur les faits d'une épidémie qu'il a pu observer :

ROUGEOLE

1° La période d'incubation dure de 8 à 12 jours.

2° A la fin de cette période, quelque chose comme dix jours, apparaissent chez les enfants, jusqu'à présent libres de tout état de maladie, un catarrhe léger, quelquefois des frissons, des éternuements répétés et une fièvre légère.

3° La période prodromique dure ordinairement trois jours, dans quelques cas plus longtemps, elle peut être exceptionnellement plus courte, ce qui paraît n'avoir aucune influence sur la durée de la maladie.

4° En même temps que la fièvre s'élève parfois quelquefois jusqu'à 40°, le catarrhe augmente, les paupières sont tuméfiées, la conjonctive est

RUBÉOLE

1° La période d'incubation dure 18 jours.

2° Aucun symptôme particulier.

2° La période prodromique dure une demi journée à un jour.

4° Pas de fièvre, excepté dans les cas compliqués ; le catarrhe a été noté seulement chez cinq malades, dont trois souffraient aussi d'une com-

(1) *Aerztliches Intelligenz. Blatt. München*, 11 mars 1879.

ROUGEOLE	RUBÉOLE
injectée, les yeux larmoyants, on constate alors de la photophobie pendant que le nez sécrète une sérosité salée.	plication ; dans tous les cas il a été très léger.
5° La muqueuse du pharynx est très tuméfiée, très rouge et couverte de mucosités épaisses.	5° Dans 7 cas j'ai observé une rougeur du voile du palais disposée en forme de raies.
6° Pas de difficulté de la déglutition.	6° Pas de difficulté de la déglutition, sauf dans 3 cas compliqués d'angine.
7° La voix est rauque ainsi que la toux qui présente fortement le caractère croupal.	7° Rien de semblable.
8° Absence d'engorgement ganglionnaire.	8° Dans 4 cas : deux enfants et deux adultes, j'ai noté un gonflement des glandes subauriculaires et cervicales qui atteignant la grosseur d'un noyau de cerises étaient le siège d'une douleur assez vive.
9° Dans 4 cas je vis la fièvre disparaître le second jour pour remonter vers 40° en même temps qu'apparut l'éruption.	9° Dans les cas compliqués la fièvre apparaît avant l'éruption et persiste pendant celle-ci ; dans trois cas non compliqués l'éruption s'accompagne de fièvre, dans 8 autres cas l'exanthème se montre absolument sans élévation de température.
10° L'exanthème varie de la grosseur d'une lentille à	10° L'exanthème consiste en papules de la grosseur

ROUGEOLE

celle d'une fève ; il consiste en petites papules, s'élevant légèrement au-dessus de la peau, formant de petites plaques dont les bords découpés tranchent nettement sur les parties environnantes. Dans quelques cas, l'éruption est confluente sans toutefois perdre son apparence tachetée.

11° L'exanthème apparaît d'abord au visage, puis sur le cuir chevelu et s'étend ensuite à tout le corps ; durée deux jours.

12° Au bout de deux jours l'exanthème pâlit et avec lui disparaît la fièvre qui s'était déjà abaissée au-dessous de l'acmé.

13° La desquamation est évidente et furfuracée.

14° Avec la fin de la desquamation on peut constater la restitution ad integrum ; dans quelques cas au contraire le catarrhe bronchique persiste ainsi que la broncho-pneumonie. Complication : catarrhe de l'intestin, de l'estomac et pneumonie.

RUBÉOLE

d'une tête d'épingle, ne dépassant pas le niveau de la peau, rondes, ne formant pas de plaques dentelées, formées par un pointillé rouge non confluent.

11° L'exanthème apparaît d'abord sur les reins, la poitrine, le visage et s'étend ensuite au tronc ; durée trois jours.

12° L'exanthème demeure quelques heures à la place envahie par lui et la desquamation commence déjà en certains points, alors que l'éruption apparaît sur d'autres.

13° La desquamation se fait attendre jusqu'au quatorzième jour, suivant la durée de la maladie : c'est un furfur à peine visible.

14° Dans quelques cas, de 3 à 5 jours après la desquamation, survinrent des oreillons. Complication : angine, engorgement des glandes du cou.

Outre le caractère polymorphe de l'éruption de la rubéole, la présence dans cette maladie du catarrhe oculo-nasal, de la conjonctivite, des éternuements, de l'engorgement ganglionnaire, de la rougeur du voile du palais et des amygdales, surtout son caractère contagieux, permettent facilement de la distinguer de la roséole estivale, affection saisonnière généralement fébrile, survenant toujours aux mêmes époques de l'année et dont l'éruption ne s'accompagne jamais de localisation sur les voies aériennes, mais plutôt d'un léger embarras gastrique.

Dans la rubéole, la convalescence arrive en général sans complications ; quand elles existent, ce sont : le catarrhe des fosses nasales, la bronchite plus ou moins profonde, les affections pulmonaires de diverses sortes.

Thierfelder a noté un œdème fébrile du visage; Emminghaus a vu un œdème des membres inférieurs ; Metteinheimer a observé l'engorgement des glandes salivaires et de la gingivite.

PRONOSTIC ET TRAITEMENT. — Le pronostic, extrêmement bénin dans l'immense majorité des cas, est toujours favorable au dire de Johann Stéiner. Aussi n'y a-t-il guère à établir de traitement en présence d'une affection d'allures aussi légères. La plupart du temps, le séjour à la chambre sera suffisant pendant la période éruptive; si par contre, on a un mouvement fébrile plus ou moins accentué, on devra conseiller le repos au lit; lorsqu'il y a tendance, sinon aux vomissements, tout au moins aux nausées, lorsque la langue est franchement saburrale, on pourra administrer un léger purgatif. Lewis Smith, en présence d'un cas de Rôtheln, le seul qu'il ait vu, avec symptômes graves pendant la période d'invasion : spasmes et convulsions cloniques, fit administrer à son malade, avec plein succès, un bain pendant lequel l'éruption apparut.

Bien que la thérapeutique doive se borner la plupart du temps à de simples précautions hygiéniques, le médecin ne devra pas oublier qu'il s'agit d'une affection plus sérieuse que la roséole estivale ; il conseillera dans tous les cas le repos au lit, tout au moins devra-t-il priver son malade du contact de l'air froid. Un fait rapporté par M. le professeur Bondet montre le bien fondé de cette manière de voir ; l'enfant C..., ayant une éruption de rubéole, continua à sortir et à s'amuser en plein air avec ses frères, il eut bientôt une élévation notable de la température, puis survinrent des malaises qui obligèrent le malade à s'aliter ; la fièvre et les douleurs de tête furent le jour suivant assez fortes pour faire songer au début possible d'une méningite. Une thérapeutique plus active sera réservée pour les complications qui peuvent survenir.

De la forme grave du Rôtheln

Nous venons de donner la description de la rubéole à forme bénigne ; suivant certains auteurs cependant, elle peut revêtir des allures plus sévères ; aussi croyons-nous ne pas devoir passer sous silence les faits rapportés par quelques observateurs à ce propos.

Aïtken (loc. cit.) tout en admettant que le Rötheln, le plus souvent est une maladie à pronostic favorable, en reconnaît une forme grave pouvant se terminer par la mort, à la suite de complications pulmonaires, de diphtérie ou de convulsions; nous trouvons cette même opinion soutenue par Robinson James.

Le Dr Cheadle partage aussi cette manière de voir; on ne saurait passer sous silence l'intéressante communication qu'il fit à ce sujet au dernier congrès de Londres.

Une épidémie de rougeole frappe ses propres enfants en 1878; en novembre 1879, ses enfants prennent de nouveau la contagion à l'école, cette fois la maladie affecte une forme beaucoup plus sérieuse. Plusieurs enfants sont atteints qui avaient eu antérieurement la rougeole et la scarlatine à une autre époque. Sur 30 malades observés, 22 avaient été notoirement affectés de rougeole, 8 de scarlatine. Les 20 premiers cas furent très graves, les 10 autres survenant au déclin de l'épidémie se présentèrent avec des caractères beaucoup plus bénins, n'entraînant que des modifications insignifiantes de l'état général. Sur 30 malades, 4 seulement succombèrent, encore l'auteur fait-il observer que cette série exceptionnelle de 4 cas, se rapporte à des malades dont 3 étaient atteints d'empyème et 1 de tétanie au moment de l'invasion de la fièvre éruptive.

Au lieu de considérer cette seconde épidémie comme une simple récidive de rougeole, le Dr Cheadle n'hésite pas à la rattacher au Rôtheln; il termine son mémoire par les conclusions suivantes :

« 1⁰ Le Rôtheln est un exanthème contagieux, spécifique, distinct de la rougeole et de la scarlatine ;

« 2⁰ La période d'incubation est de 11 à 12 jours, la période d'invasion de 2 à 3 jours, pouvant dans les cas légers ne pas dépasser 24 heures ;

« 3⁰ Les autres traits de la maladie qui, pris dans leur ensemble, peuvent nous servir à distinguer les cas graves du Rôtheln avec les cas graves de rougeole, au sujet desquels il peut y avoir confusion, sont : la légèreté ou l'absence de l'éternuement et du coryza, la prédominance du catarrhe du larynx et des bronches ; l'absence du catarrhe intestinal et de la diarrhée ; le caractère plus papuleux de l'éruption, sa coloration plus foncée, l'absence de la disposition en forme de croissant, sa confluence plus prononcée à la face et aux extrémités, où, dans quelques cas, elle prend une apparence pourprée scarlatiniforme et s'accompagne de gonflement ; l'élévation plus considérable de la température et sa plus longue persistance ; l'état d'extrême abattement pendant la période d'éruption, la douleur d'oreilles à son déclin ; comme complément à ces symptômes plus ordinairement observés, on peut noter encore, dans certains cas exceptionnels, les exsudations de l'arrière-gorge et du larynx, et la néphrite albumineuse. »

CHAPITRE IV

<hr>

Observations et Documents.

OBSERVATION IV

(Talamon. Études médicales faites à la maison municipale de santé par
les Docteurs Lécorché et Talamon. Paris 1882).

X... Arnold, âgé de 5 ans, entre le 22 février 1879. — La
mère personne fort intelligente nous donne les renseignements suivants : l'enfant est né en Angleterre, de parents
anglais ; il a eu l'année dernière une rougeole bien caractérisée, avec coryza, catarrhe oculaire et bronchique, éruption
rubéolique très nette. Il n'a pas fait d'autre maladie. Il y a
15 jours qu'il s'est enrhumé et a toussé un peu. Le 19 février
au matin, la mère remarqua sur le devant de la poitrine et
sur les bras de petits boutons rouges, peu nombreux. Démangeaisons vives. Le soir elle constate que la gorge était un
peu rouge, mais l'enfant ne se plaignait pas. Le 20 l'éruption
était très abondante sur le tronc, les membres inférieurs et
supérieurs, sous forme de petits boutons rouges et dissémi-
nés ; rien à la face. L'enfant faisait une petite grimace en avalant. Pas de fièvre. Le médecin pensa à une scarlatine sans

se prononcer. Deux jeunes filles qui ont habité l'Allemagne, dirent à la mère que c'était « la rougeole allemande ». Le 21 les démangeaisons persistaient; la gorge était rouge et douloureuse. Le docteur Dieulafoy appelé en consultation dans la soirée, affirma la scarlatine. C'est alors que la mère amena l'enfant à la maison de santé.

Etat actuel. — Petit anglais, gros, joufflu, un peu lymphatique. On ne constate à la face que quatre à cinq papules roses, apparues depuis hier soir autour du menton. L'éruption est au contraire intense aux quatre membres, sur les reins et sur les fesses. Elle est formée de larges plaques, un peu saillantes, d'un rouge sombre, presque violacées par places, mélangé d'une teinte fauve jaunâtre dans d'autres points, dessinant des figures irrégulières, en cartes de géographie, limitées par des bords serpigineux, déchiquetés, qui font les zigzags les plus capricieux, séparées par de larges intervalles de peau saine. — Aux membres supérieurs la rougeur est diffuse, framboisée sur les bras; elle se déchiquète et se morcelle en plaques irrégulières sur les avant-bras.

Il n'y a pas de rougeur au pli du coude; l'éruption est au contraire très marquée sur la face postérieure des bras et du coude. De même rien aux aines, tandis que les fesses et les reins sont couverts de grandes plaques rouges. Rien aux mains ni aux pieds. Au milieu de ces plaques on trouve des papules isolées, grandes comme des lentilles, des haricots. Sur le ventre, il y a seulement trois ou quatre grandes plaques, à bords sinueux, dont la rougeur a beaucoup pâli et a pris une teinte jaunâtre.

Un peu de démangeaison encore aujourd'hui, mais beaucoup moins prononcée que les jours précédents. La langue est grisâtre; les amygdales sont gonflées, rouges, ainsi que la luette et le voile du palais; l'enfant souffre un peu en avalant. Quelques petits ganglions dans la région rétro-maxillaire. Pas de conjonctivité; le nez est un peu enchifrené. Petite toux sèche assez fréquente. Auscultation du poumon et du cœur normale. — Pas de diarrhée. La peau est fraîche, le pouls tranquille. L'enfant est gai et joue sur son lit avec ses jouets.

Le soir les plaques sont plus confluentes aux membres inférieurs, elles se touchent presque, mais en restant limitées par un rebord sinueux et saillant ; beaucoup se sont confondues en une large rougeur sombre. Il y a un peu de fièvre ; le pouls est fréquent, la peau chaude. L'enfant est agité et grognon. Il tousse plus fréquemment de la petite toux sèche.

23. Les papules du menton se sont élargies ; elles ont la dimension d'un haricot ; elles sont saillantes, à bords nets, de forme ovalaire ; d'autres ont apparu sur le cou. Sur les membres inférieurs et les fesses, la rougeur est diffuse, laissant à peine de petites rigoles de peau saine ; elle est écarlate, un peu sombre ; vers les poignets et les cous-de-pieds elle se morcelle en petites papules arrondies ou ovalaires ; rien aux pieds ni aux mains. La gorge est toujours tuméfiée et d'un rouge vif. Pas de fièvre ce matin. Une selle moulée. Urines claires, pas d'albumine.

Le soir la rougeur diffuse des membres a considérablement pâli. Mais à la face de nombreuses papules arrondies ont apparu sur les deux joues. Sur le tronc, l'abdomen, dans le dos, éruption abondante de papules nouvelles, absolument semblables à celles de la rougeole, rosées, légèrement saillante morcelées, en demi-croissant. Un peu de fièvre avec tendance à la somnolence ; nez enchifrené, toux un peu grasse. Rien à l'auscultation.

24. Nuit agitée, rêvasseries. Ce matin il n'y a pas de fièvre. Le pouls est à 94. La face est un peu bouffie. Les yeux sont gonflés ; le conjonctive palpébrale rouge, est injectée ; pas de larmoiement. Les mains sont sèches ; l'enfant respire par la bouche entrouverte ; il a éternué à plusieurs reprises. Petite toux grasse. A la face, sur les joues, autour des yeux, du nez, sur le front, l'éruption est très abondante et absolument rubéolique. Le cou, la nuque, le thorax, l'abdomen, en avant et en arrière, sont couverts de papules rosées, plus ou moins grandes, plus ou moins rapprochées, à bord déchiquetés et

morcelés, légèrement saillantes. Les plaques rouges des membres inférieurs et supérieurs sont presque entièrement effacées; il ne reste qu'une teinte un peu foncé de la peau se terminant vers le cou-de-pied et le poignet par une rougeur plus vive, à rebord saillant et sinueux.

Léger mouvement fébrile dans la soirée; la gorge est encore un peu rouge, mais il n'y a plus de tuméfaction. Il reste de nombreux petits ganglions le long du maxillaire inférieur. Les narines sont sèches et obstruées, les yeux un peu larmoyants ; la face est gonflée; l'éruption est la même, elle a un peu pâli sur le tronc.

25. L'éruption morbilliforme persiste telle quelle à la face ; elle s'efface sur le tronc ; la rougeur a complètement disparu aux quatre membres. Le nez est toujours un peu embarrassé, les conjonctions palpébrales injectées. L'enfant continue à tousser, mais il n'y a pas de râles à l'auscultation. Langue grisâtre ; pas d'appétit. Un peu de fièvre seulement le soir ; rien dans les urines.

26. Agitation dans la nuit. L'éruption a totalement disparu ; la face reste un peu bouffie, avec une légère teinte rosée ; les yeux sont encore rouges et le nez enchifrené. La gorge est revenue à l'état normal.

27. L'enfant se lève dans la chambre ; il n'y a plus de trace de l'éruption, il reste un peu d'enchifrènement et la petite toux grasse persiste. Pas d'appétit; la langue présente un léger enduit grisâtre.

1ᵉʳ mars. L'enfant commence à manger; la langue est nette. Quelques ganglions autour du cou.

8. La mère emmène l'enfant à la campagne. Il n'y a pas eu de desquamation, à peine quelques écailles furfuracées sur les jambes et les avant-bras. Les urines sont claires et ne renferment pas d'albumine. L'enfant toussote toujours un peu.

Le traitement a consisté simplement en tisane, quelques lavements huileux, un léger purgatif, le séjour au lit, puis dans la chambre.

« En résumé, l'enfant a présenté du 19 au 23 février les

signes objectifs de la scarlatine, et du 23 au 27, les signes de
la rougeole. Le troisième jour au soir, les phénomènes
étaient assez nets pour que M. Dieulafoy n'hésitât pas à
affirmer la scarlatine. Le sixième jour, le faciès et l'éruption
étaient si franchement rubéoliques, qu'un médecin qui aurait
vu le malade à ce moment, et qui aurait ignoré les manifestations antérieures, n'aurait pu que diagnostiquer une rougeole au premier jour de l'éruption. Il est bien difficilement
admissible pourtant que ce fût là la fièvre morbilleuse. L'enfant avait eu l'année dernière une rougeole nettement caractérisée. Or les exemples de rougeole récidivée sont bien rares;
et il n'existe certainement pas d'observation de récidive à
aussi brève échéance.

.... Est-ce une scarlatine pure, de forme anormale ? mais
quelle scarlatine, si anormale qu'on la suppose, a jamais présenté, après une première période d'angine et d'éruption
scarlatiniforme sur les membres, des phénomènes de conges-
tion oculaire, nasale et bronchique, et une éruption rubéolique sur la face, le cou et le tronc ?... D'autre part il n'y a
pas eu la fièvre vive du début de la scarlatine, mais une
fièvre peu marquée, à exacerbations vespérales ; enfin nous
n'avons constaté ni la desquamation par larges plaques de la
peau, ni le dépouillement épithélial de la langue. Voilà bien
des raisons à notre avis pour repousser l'idée d'une scarlatine
vraie. Reste donc l'hypothèse d'une maladie spéciale ayant
des affinités avec la scarlatine et la rougeole, mais possédant
ses caractères propres.

.... Notre cas montre qu'on peut avoir la rubéole ayant
eu déjà la rougeole ».

OBSERVATION V

M. Raymond, suppléant M. Germain Sée, à la clinique médicale
de l'Hôtel-Dieu. (1)

Messieurs, le jeune malade dont je désire vous dire quelques mots, est entré au service, salle St-Christophe, lit n° 7, le 2 septembre 1881. Il est âgé de 15 ans. Son histoire clinique est assez difficile à établir, à cause de la complexité du tableau morbide, en ce sens que le malade parait atteint à la fois de deux exanthèmes distincts et qui habituellement ne marchent pas de pair. Le matin du 2 septembre, lors de mon premier examen, voici quelle était la situation : enfant bien développé pour son âge, ayant l'apparence fébrile. Les pommettes sont rouges, et la main appliquée sur la peau indique que celle-ci est chaude et sèche. Le thermomètre monte à 38° 6. le pouls est à 120. Petits, réguliers, les battements du cœur sont également précipités, sans bruits de souffle. Les urines peu abondantes, foncées en couleur, rouges, ne contiennent pas d'albumine, mais l'addition d'acide nitrique détermine un précipité abondant de nitrate d'urée. La bouche est chaude, un peu sèche, langue légèrement saburrale. Le malade se plaint de la gorge, sa voix est nasonnée ; il éprouve, dit-il, des douleurs assez vives en buvant. L'examen direct montre que les amygdales sont rouges, gonflées ; çà et là leur surface est parsemée de petits points blancs, sorte de dépôts épithéliaux sans grande importance ; la gauche, la plus grosse, a bien le volume d'une grosse noix. La pression au niveau des amygdales provoque une douleur assez violente ; pas d'engorgements ganglionnaires.

Mais ce qui attire surtout l'attention, c'est une éruption bien manifeste qui siège en différents points du corps, et dont les

(1) *Progrès Médical*, 10 décembre 1881. n° 50.

éléments composants sont loin de présenter le même caractère. Aux membres supérieurs, depuis le dos de la main jusqu'à l'articulation du coude, à droite comme à gauche, la
peau est couverte de larges plaques d'un rouge vif, sans saillies, ni a la vue, ni au toucher. S'effaçant par la pression, ces
plaques presque toutes réunies entre elles, constituent une
rougeur uniforme. Aux membres inférieurs, la face dorsale du
pied, jusqu'au tiers inférieur de la jambe environ, présente la
même coloration, quoique celle-ci soit moins intense qu'au
bras. Au contraire, sur le visage, à la partie latérale gauche,
un peu au-dessus de l'angle de la mâchoire, à la face infé-
rieure du cou, au-dessous du sein gauche, à la face interne des
jambes et des cuisses, à la face externe de la fesse gauche,
existe une éruption constituée par des taches rouges, irrégu-
lièrement arrondies; distinctes les unes des autres à la face,
réunies en groupes irréguliers dessinant des croissants sur
les fesses, à la face interne des cuisses. Ces macules s'effacent
bien à la pression, mais avec une certaine lenteur. Il importe
en outre de faire remarquer que toutes ces plaques sont le
siège de démangeaisons, il est vrai, très peu vives. Il faut
également mettre en regard de l'éruption, les phénomènes
symptomatiques suivants : pas de larmoiement, pas de conjonctivité, à part un peu de rougeur de la conjonctive palpébrale; enchifrènement du nez, éternuements fréquents ; le malade est obligé de se moucher souvent. L'examen de la poitrine,
ne fait découvrir aucune trace de bronchite ou d'une autre
affection.

Ce jeune garçon a été vacciné dans l'enfance ; il a eu une
varioloïde il y a trois ans, et, il y a deux ans, une rougeole
nettement caractérisée, avec coryza, bronchite etc. Jamais il n'a
fait d'autres maladies. Le 30 août, sans cause connue, il est
pris dans la soirée, de démangeaisons aux bras et aux jambes;
en même temps, il remarque une rougeur diffuse de la peau
des régions qui sont le siège des démangeaisons. A ce moment,
et il est catégorique à cet égard, il n'a pas eu de fièvre. Le
lendemain il va à son travail (il est garçon marchand de vin)

comme d'habitude ; c'est alors que des plaques rouges apparurent à la face interne des cuisses et des jambes. Le 1er septembre en se levant, il eut un frisson assez fort, de la fièvre et un violent mal de gorge. Il se couche toute la journée. La nuit la fièvre et l'angine augmentèrent d'intensité. Le 2 septembre en se réveillant d'un sommeil pénible, agité, il s'apperçut que son nez était enchifrené ; à partir de ce moment, il eut des éternuements fréquents et son nez coula un peu. Voici maintenant la marche qu'a suivie l'éruption : le 3 septembre, la rougeur d'apparence scarlatineuse est moins intense ; en traçant une raie, celle-ci reste blanche un certain temps. L'éruption d'apparence rubéolique, a également pâli un peu. Même degré d'amygdalite. La température est de 38°; le malade a faim.

Le 4 septembre, diminution progressive des éruptions. On ne constate pas l'apparition d'autres éléments éruptifs ; les aines, la poitrine, les genoux sont toujours indemnes. Température axillaire 37° 5.

Le 5 septembre à peine aperçoit-on l'éruption rubéolique, l'éruption scarlatineuse est complétement disparue. Le malade sans fièvre se plaint beaucoup moins de la gorge.

Le 6 et le 7 septembre, rien de particulier à signaler.

Aujourd'hui, 8 septembre, comme vous le voyez, la guérison est complète au point de vue des éruptions, la gorge n'est plus douloureuse, quoique les amygdales soient encore un peu tuméfiées. Nulle part il n'y a trace de desquamation.

« Tel est le fait en lui-même. Voyons-en l'interprétation.

Il est difficile dans le cas particulier de déterminer la cause de l'éruption. Le malade ne se rappelle pas avoir été en contact avec des enfants malades, et il n'a pas commis d'excès de nourriture ou de boisson, ou pris des aliments capables d'engendrer une éruption. Il est également très difficile de déterminer au juste ce qu'est l'affection. S'agit-il d'une scarlatine, d'une rougeole, d'un mélange de deux maladies ou plutôt d'une forme modifiée ? Ou bien sommes-nous en pré-

sence d'une affection spéciale, sui generis, pour me servir de
l'expression de M. Jaccoud ?

. . . .

Le docteur Talamon a publié une belle observation de
rubéole, dans la clinique de M. le docteur Lécorché; cette
observation a bien des analogies avec la mienne.

L'auteur a exposé clairement les différences qui, suivant
lui, séparent la rubéole de la rougeole. Reprenez le cas de
notre malade, et ces différences, vous les établirez vous-
même; au tableau de la scarlatine ou de la rougeole, soit
régulière, soit irrégulière, il manque surtout l'ensemble des
symptômes généraux, le mode d'évolution, et ce sont là des
données fondamentales pour établir le diagnostic de ces
fièvres éruptives. Je ne crois donc pas que nous ayons eu
affaire chez notre malade ni à la rougeole, ni à la scarlatine,
ni à un mélange de ces deux affections, mais bien à une
maladie distincte : la *rubéole*, « Rôtheln » des Allemands.

Il n'y a véritablement pas lieu de discuter l'hypothèse
d'une roséole fébrile, car, rien dans les caractères présentés
par les éléments éruptifs, ne rappelait cette dernière affection.
J'en dirai autant de la possibilité de l'existence d'une éruption rhumatismale, sans manifestations articulaires.

Nous devons à l'obligeance de M. le professeur
Bondet, les faits suivants portant sur 11 cas se répar-
tissant en cinq séries qu'il a pu suivre et étudier dans
sa clientèle privée. Il a bien voulu accompagner ces
documents de quelques notes que nous nous empres-
sons de reproduire in extenso.

« En dehors de ces types de la scarlatine et de la rougeole, on rencontre parfois une fièvre éruptive contagieuse comme ces deux maladies, et présentant avec
elles de telles analogies symptômatiques, qu'on a pu
croire, et c'est l'opinion qui actuellement paraît domi-

ner en France, qu'il s'agissait dans l'espèce, soit d'une forme atténuée ou irrégulière de l'une ou de l'autre de ces deux affections, soit de leur développement simultané chez le même individu.

« Une opinion contradictoire, peu répandue, il est vrai, a été soutenue par un certain nombre de médecins. Pour eux la maladie éruptive en question, ne serait ni la rougeole ni la scarlatine, mais bien une espèce morbide spéciale, une maladie essentielle ; les uns admettant avec Trousseau qu'il s'agit d'une roséole à forme épidémique et contagieuse, les autres au contraire séparant cette maladie de la roséole, comme ils la séparent de la scarlatine et de la rougeole, pour l'individualiser sous les noms différents de *Rötheln* ou de *Rubéole*.

« Que faut-il penser de cette diversité d'opinions ? Convient-il de conclure à la spécificité de la maladie, et de la ranger dès à présent dans le cadre des fièvres éruptives ?

« Cette solution, qui dans une récente discussion (Congrès de Londres 1881), semble avoir réuni une forte majorité, ne compte en France qu'un très petit nombre de partisans, la plupart des médecins, parmi nous, continuant à admettre l'une des deux hypothèses dont je parlais tout à l'heure ; les uns persistant à considérer le Rôtheln ou la rubéole, quel que soit le nom qu'on lui donne, comme une combinaison, une sorte de contemporanéité de la rougeole et de la scarlatine, les autres comme une forme atténuée ou irrégulière de ces deux maladies.

« Examinons rapidement ces deux hypothèses :

« Avec la dernière, le retour au type primitif devrait se retrouver non comme une exception, mais comme règle, dans les cas de transmissions successives, à différents membres d'une même famille. Il en serait de même avec la première ; autrement il faudrait admettre, contrairement à tout ce que nous savons de la reproduction des produits de croisements, étant donnée une maladie ayant un caractère originel d'hybridité, la possibilité, au lieu de revenir à l'un de ses types primitifs, ce qui devrait être la règle, de se reproduire sous une forme et avec des caractères constants, c'est-à-dire avec tous les caractères de la spécificité vraie. Dans toutes les deux enfin, indépendamment de ce caractère général et essentiel, dans les cas de reproduction de la maladie par contagion, la symptômatologie, au lieu de ne présenter qu'un seul symptôme commun, la coloration, c'est-à-dire l'état érythémateux de la peau, devrait en fournir au moins un certain nombre parmi les plus caractéristiques et les plus constants de ces deux maladies.

« Or est-ce bien ce qui se passe ? Il suffit d'avoir observé un certain nombre de cas de rubéole, se succédant par le fait de la contagion, pour répondre hardiment, non. Et d'abord au point de vue de la fièvre il est rare de voir dans cette dernière maladie la température dépasser 38° à 38° 5 ; cette légère augmentation qui s'accuse surtout le soir pendant les 2 ou 3 premiers jours de l'éruption, cède vite et la plus grande partie de la durée de cette fièvre éruptive est presque apyrétique. Exceptionnellement cependant la fièvre peut être plus accusée, mais cette excep-

tion me parait alors tenir à quelque complication, je
ne l'ai vue qu'une fois chez une petite fille, l'enfant
C... qui avait continué à sortir pendant les premiers
jours de l'éruption. Je n'ai jamais vu non plus avec
la rubéole ces complications de laryngites et de
bronchites profondes plus ou moins généralisées qui
s'observent si souvent avec la rougeole. Jamais non
plus, je n'ai constaté comme dans la scarlatine ces
accidents assez fréquents d'angine grave et d'albuminurie. On peut rencontrer pourtant un léger degré
d'angine caractérisé surtout par la rougeur des piliers
du voile du palais et des amygdales. Dans la rubéole la
langue peut être légèrement saburrale mais elle ne
prend jamais ces caractères presque typiques de la
langue de la scarlatine tirés de sa rougeur, de son aspect framboisé avec desquamations. Le pouls, dont la
fréquence peut être augmentée dans les deux ou
trois premiers jours de la maladie, n'acquiert jamais
non plus, la fréquence du pouls de la scarlatine, et
cela malgré une teinte érythémateuse de la peau,
souvent assez intense. Si on ajoute que cette teinte
erythémateuse de la peau n'est jamais suivie de desquamation en lamelles, et cela, je le répète, malgré
une teinte parfois assez foncée, on avouera que la
dissemblance entre deux maladies ne peut guère être
plus accusée qu'elle ne l'est entre la rubéole ou
Rötheln et la scarlatine. J'appuie surtout cette dissemblance sur les caractères les plus tranchés et les
plus essentiels de la scarlatine, à savoir : la température, l'état du pouls, l'état de la langue, la présence de l'albumine dans l'urine, la desquamation en

lamelles, toutes les fois que la rougeur de la peau a été très manifeste.

« Cette dissemblance s'accuse moins avec la rougeole, et c'est peut-être là la cause qui lui a fait donner son nom de rubéole que je voudrais lui voir conservé ; elle existe cependant comme je l'ai dit déjà. Dans la rubéole les déterminations laryngées et bronchiques sont beaucoup moins accusées qu'avec la rougeole. Dans les deux maladies il est vrai, il existe du coryza, des éternuments, de la rougeur des yeux et du larmoiement, mais dans la rubéole ces symptômes sont moins prononcés, et la toux qui se montre en général passagèrement est beaucoup plus légère, elle n'a pas ce caractère de toux férine si persistant et si pénible de la rougeole, la fièvre aussi est moins forte ; on observe très rarement, je ne l'ai constaté qu'une fois chez l'enfant C.., cette intensité de la fièvre d'invasion, ainsi que ces intermittences du début que l'on voit dans la rougeole, et cela je tiens à le redire car c'est là un des points important de ce diagnostic différentiel, malgré une teinte parfois très accusée de l'erythème cutané.

« Cette éruption, dont les caractères rappellent et ceux de la scarlatine et ceux de la rougeole réunies, affecte une apparence polymorphe assez constante : à la face, sur la partie supérieure du cou et des oreilles, c'est la teinte rouge erythémateuse qui domine ; cette coloration, en général moins foncée que celle de la scarlatine, s'accompagne de chaleur, de picotements avec ou sans démangeaison à la peau et dans les yeux, ceux-ci sont le siége d'une légère conjonctivite ; les

éternuements sont fréquents, mais contrairement au
coryza et à la conjonctivite de la rougeole, les symptômes quand ils existent cèdent en général dès le second ou le troisième jour de l'éruption. Celle-ci, à
mesure qu'on s'éloigne de la face, perd son apparence
érythémateuse ; sur le tronc et la partie supérieure
des membres, l'uniformité de cette teinte érythémateuse disparaît, et est remplacée par de larges taches
d'étendue et de forme très irrégulières ; ces taches diminuent en général à mesure que l'on se rapproche
de la périphérie ; c'est spécialement sur les avant-bras
et les jambes qu'elles prennent la forme de petites
taches rouges, presque toujours sans élevure de la
peau, séparées par des intervalles de peau saine, qui
rappellent tout à fait l'aspect de l'éruption morbilleuse.

« Cette éruption polymorphe qui ressemble tout à la
fois à l'érythème, à la scarlatine et à la rougeole, s'accuse davantage le soir et subit dans le courant de la
journée des alternatives passagères de coloration
plus ou moins foncée ; la chaleur du lit, l'exposition à
l'air la modifient très souvent ; ce sont ces modifications de coloration qui, sans doute, en dénaturant
souvent dans le cours d'une même journée le caractère polymorphe de l'éruption, doivent créer de sé-
rieuses difficultés pour le diagnostic. Ce polymorphisme, qui n'a rien d'absolument régulier, m'a paru
néanmoins assez constant, et cela dans les formes et
avec les localisations que je viens d'indiquer, pour
constituer un des caractères les plus tranchés de cette
affection ; j'ajoute que les symptômes généraux qui

l'accompagnent, le manque de desquamation (à peine en cherchant bien arrive-t-on à trouver un léger furfur), l'absence habituelle de complications, ne per_mettent pas de la rattacher à aucune des fièvres éruptives décrites. Il importe en outre de faire remarquer, et c'est là un des arguments les plus puissants en faveur de son caractère de spécificité, c'est que dans les cas où je l'ai vue se multiplier dans une même famille par voie de contagion, c'est toujours avec les mêmes caractères soit locaux, soit généraux, qu'elle s'est reproduite.

« Cette reproduction que j'ai pu suivre dans cinq familles, m'a donné un total de onze cas ; c'est sur ces onze cas que je me suis appuyé pour reconnaître à la rubéole une symptomatologie spéciale ; ce sont eux aussi qui par leur caractère incontestables de contagiosité, s'exerçant sur des sujets ayant eu antérieurement rougeole ou scarlatine, et quelquefois l'une et l'autre de ces maladies, m'ont convaincu de la spécificité de la rubéole.

« Voici du reste les faits qui m'avaient frappé et dont j'avais gardé quelques notes à leur sujet, les voici tels que je puis vous les donner, insuffisants comme observations à discuter, intéressants néanmoins pour appuyer l'idée de la spécificité de la maladie que vous cherchez, avec raison suivant moi, à faire entrer dans le cadre des fièvres éruptives en lui assignant une place à part.

PREMIÈRE SÉRIE

M. G..., quai de l'Est, 13. — En mars 1878, un premier enfant présente les caractères d'une fièvre éruptive ressemblant beaucoup, au point de vue de l'éruption, à la rougeole et à la scarlatine, mais avec des symptômes généraux presque insignifiants. Je ne vois l'enfant que deux jours après le début de sa maladie; comme il a eu la rougeole trois ans auparavant ainsi que ses autres frères et sœurs, j'hésite entre une récidive de rougeole et une scarlatine; mais l'absence de symptômes généraux spéciaux à cette dernière affection faisant défaut, me fait ensuite penser aussi à l'existence possible d'un simple érythème. Pourtant l'apparition successive de la même éruption à quelques jours d'intervalle, à partir du 2 avril, soit après douze jours environ d'incubation, chez deux autres enfants et sur la mère, ayant eu eux aussi la rougeole, m'oblige à modifier mon diagnostic. C'est alors que très hésitant au point de vue de la nature de cette fièvre éruptive qui rappelle tout à la fois la scarlatine et la rougeole, et qui s'en différencie cependant par le caractère polymorphe de l'éruption, et par l'absence des signes généraux spéciaux à ces deux maladies, je prie M. le docteur Doyon de vouloir bien examiner avec moi cette petite épidémie et de me donner son opinion sur la nature de l'éruption et sur la place qu'il convient de lui assigner dans le cadre de fièvres éruptives contagieuses. Comme moi il fut très embarrassé et me déclara qu'il lui était impossible de se prononcer.

C'est ce fait qui attira tout d'abord mon attention, et qui rapproché de ceux qu'il me reste à indiquer, me fit penser à l'existence d'une fièvre éruptive spéciale indépendante de la rougeole et de la scarlatine, ayant certains caractères d'analo. gie, au point de vue de l'exanthème, avec ces deux maladies mais s'en différentiant cependant par le caractère polymorphe de l'éruption, et par le peu d'intensité des phénomènes généraux. Je remarquai chez les enfants, durant le cours de leur maladie, de légers engorgements ganglionnaires.

DEUXIÈME SÉRIE

Enfants D..., quai de l'Archevêché, 26. La fille aînée, âgée de sept ans, soignée par moi à l'âge de deux ans pour une scarlatine grave, prend la rougeole le 6 mai ; elle communique celle-ci à sa sœur cadette, qui se met au lit le 15 mai, dix jours d'incubation probable, les enfants n'ont pas été séparées.

Le 25 mai, nouvelle éruption avec tous les caractères de la rubéole, chez la première de ces petites filles ; le 8 juin, apparition de la même éruption chez la sœur cadette, après treize jours d'incubation.

Sur ces deux enfants, dont une a eu la scarlatine, deux fièvres éruptives se sont succédées à 20 jours d'intervalle, l'une avec tous les caractères typiques de la rougeole, l'autre avec ceux de la rubéole.

TROISIÈME SÉRIE

Trois enfants C..., rue de Créqui, 124. La première enfant atteinte est une petite fille âgée de 10 ans, qui a eu la rougeole en Angleterre, m'affirme sa mère, ainsi que tous ses autres enfants. Le 7 juin, une éruption qui, au dire des parents, a quelques caractères de la rougeole, apparaît sur les joues et à la face ; l'enfant qui n'a pas de fièvre continue à sortir et à jouer avec ses frères ; une fièvre assez forte, avec douleurs de tête se déclare et oblige la petite malade à se coucher ; je la vois le 12. A ce moment, il n'y a plus traces d'éruption, deux jours après, quelques taches rouges apparaissent sur les membres, spécialement sur les avant-bras ; ces taches petites, isolées, ressemblent assez à des taches de rougeole. La fièvre et les douleurs de tête, un instant assez fortes pour me faire songer au début de quelque affection cérébrale, ont cessé. Quel nom donner à cette maladie éruptive : Etait-ce un erythème simple, une roséole, une récidive de rougeole ou une scarlatine? La question restait posée avec un point d'interrogation, quand le 23 et le 24 juin, un petit garçon âgé de 6 ans et une petite fille âgée de 13 ans, frère et sœur de la précédente malade, ayant eu, comme elle, la rougeole en Angleterre, prennent successivement une fièvre éruptive, ayant le caractère mixte de l'erythème et de la rougeole ; ces deux enfants, gardés à la chambre, n'eurent presque pas de fièvre, leur éruption s'accompagna d'une légère conjonctivite et d'un peu de coryza; elle était terminée et la guérison était complète sept à huit jours après. Dans cette série, l'incubation a été de onze à douze jours encore.

QUATRIÈME SÉRIE.

Enfants H..., rue Godefroy, 30. Petite fille de 8 ans, a eu la rougeole dans son enfance; en 1878, nouvelle fièvre éruptive, rappelant comme exanthème, les caractères de l'erythème scarlatineux, mélangé à des plaques de rougeole, presque sans fièvre, sans symptômes généraux pouvant se rapporter à l'une ou l'autre de ces maladies. Quinze jours après, son frère qui, lui aussi, a eu la rougeole, prend une éruption qui a les mêmes caractères que chez sa sœur, sans fièvre qui le retienne au lit, sans symptômes généraux. L'éruption dure quatre à cinq jours et se termine sans desquamation.

CINQUIÈME SÉRIE.

Madame F..., 35 ans, a eu à l'âge de 13 ans une assez forte rougeole dont elle a gardé le souvenir, et qui, dit-elle, l'a rendue très malade. Elle ne se souvient pas avoir eu la scarlatine ; en 1880 elle a soigné une de ses filles qui a eu la scarlatine, et ne l'a point contractée. En juin 1882, elle est prise presque brusquement, sans prodromes bien accusés, sauf un peu de céphalalgie et de courbature, d'une éruption qui fut qualifiée tout d'abord d'éruption scarlatiniforme. Deux jours après quand je vois la malade, elle n'a pas de fièvre et cependant il existe encore une teinte assez foncée de la peau, avec pointillé ou légères taches sur les avant-bras surtout; la langue est légèrement saburrale, la gorge est intacte, la face est boursouflée, les paupières surtout sont tuméfiées.

Le caractère polymorphe de l'éruption, ses modifications faciles sous l'action de la chaleur ou de l'air froid, l'absence de signes généraux rappelant la scarlatine, me firent éloigner la pensée de cette maladie et pencher pour la rubéole. Il n'y eut jamais de desquamation, jamais d'albumine dans l'urine.

Quarante jours après, la femme de chambre de madame F..., qui l'a constamment soignée pendant sa maladie, est prise de la même affection, ayant absolument les mêmes caractères objectifs que ceux que j'ai observés et étudiés avec beaucoup de soin chez sa maîtresse : même érythème de la face, mêmes taches érythémateuses larges sur le tronc, petites au contraire sur les avant-bras, par exemple, où elles ressemblent tout à fait aux taches de la rougeole, se modifiant avec une très grande facilité sous l'influence de la chaleur du lit ou de l'air frais ; presque pas de fièvre, la température prise chaque jour avec le thermomètre, étant restée constamment, sauf les deux premiers jours de la maladie, aux environs de 37° 5 ; rien à la gorge, pas d'albumine dans l'urine ; dans la suite pas de desquamation en lamelles, et cela malgré une teinte érythémateuse foncée sur le tronc et à la face ; cette fille avait donné avec la mère des soins réguliers à l'enfant qui avait eu la scarlatine en 1880, et n'avait pas contracté la maladie ; elle dit du reste avoir été soignée il y a quatre ans pour une affection qu'on aurait qualifiée de scarlatine.

« En résumé des séries de faits que je viens de rapporter, en me basant sur les caractères mêmes de
l'éruption et de la desquamation, sur les symptômes
généraux, et surtout sur la reproduction de la maladie
par voie de contagion avec ces mêmes caractères soit
locaux soit généraux, et cela chez des individus
ayant eu et souvent venant d'avoir et la scarlatine et
la rougeole, je crois devoir conclure à l'existence
d'une fièvre éruptive essentielle distincte de ces deux
maladies. Le nom de rubéole sous lequel cette maladie a déjà été décrite en France, et que je voudrais lui
voir conserver au lieu du nom de Rötheln qu'il faudrait emprunter à la médecine étrangère, s'explique
assez bien par la couleur de l'éruption, et sa ressemblance incontestablement plus grande avec la rougeole qu'avec la scarlatine.

« N'est-ce pas cette ressemblance qui, peut-être,
fait si fréquents les cas de récidive de la rougeole? Je
ne serais pas éloigné de le croire, et je suis convaincu
que ces récidives deviendront plus rares, à mesure
que la rubéole, mieux étudiée et surtout plus attenti-
vement suivie dans sa reproduction par voie de
contagion, sera mieux connue. »

CONCLUSIONS

———

1º La Rubéole ou Rôtheln des Allemands est une fièvre éruptive, ordinairement bénigne, spécifique et contagieuse, qui n'est ni un hybride de la rougeole et de la scarlatine, ni une récidive de l'un de ces exanthèmes, affectant une forme irrégulière.

2º La rubéole doit être séparée également de la roséole estivale ou *Rose-mill*, dont elle se distingue par les engorgements ganglionnaires, l'angine, le catarrhe oculo-nasal et sa nature contagieuse.

3º Une atteinte antérieure de la rubéole ne met pas à l'abri de la rougeole et de la scarlatine, pas plus que ces deux fièvres éruptives ne confèrent l'immunité contre le Rôtheln.

4º Les éruptions mixtes que l'on rencontre, surtout dans les salles d'hôpital en temps d'épidémie, ne doivent pas être considérées comme appartenant à la rubéole, mais comme des exanthèmes contemporains survenant chez le même sujet, par le seul fait d'une coïncidence d'incubation.

5° Ces formes insolites, réunissant les éléments dangereux des deux exanthèmes, ont souvent une terminaison fatale ; c'est un argument de plus en faveur de l'isolement *effectif* des rougeoles d'avec les scarlatines.

6° Dans quelques cas exceptionnels on a vu la rubéole épidémique affecter des allures plus sévères, et la gravité de cette affection égaler celle de la scarlatine ou de la rougeole.

Imp. WALTENER ET Cⁱᵉ, rue Belle-Cordière, 14. — Lyon.

INDEX BIBLIOGRAPHIQUE [1]

Pechlin. — Observationum physico-medicarum, libri tres. Hamburg, 1671.

Storch. — Theorische und practische abhandlung von Kinderkrankheiten. Eisenach, 1750.

Orloff. — Programma de rubeolarum et morbillorum differentia. Regiomonti, 1758.

Grüner. — Morbor. Antiquit. Vratisl. 1774.

Selle. — Rudimenta pyretologiæ, editio tertia. Berolini 1789.

Reil. — Memorabilium clinicorum medico-practicorum. Halla 1791.

Vogel. — Manuale Praxeos medicæ medicorum. Standaliæ 1792.

Sprengel. — Handbuch der Pathologie. Leipzig, 1797.

J. Schaffer. — Hufeland's journal, août 1811 — décembre 1822.

Heim .— Hufeland's journal, 1812 — In biblioth. medi.., 1814.

Hildenbrand. — Valent. nob. ab Hildenbrand, Institutiones practico-medicæ. 1825.

Jahn. — Hufeland's journal, décembre 1829.

Schtraters. — De Rubeola quædam. Wircebrugi, 1822.

Paterson. — The Edinburgh medical and surgical journal, 1840.

Stœber. — La clinique des maladies des enfants de la faculté de Strasbourg, 1841.

Barrier. — Traité pratique des maladies de l'enfance. 2ᵉ édition, tom. II. Paris, 1845.

---

(1) Les auteurs marqués d'un astérique sont ceux dont nous n'avons pu compulser nous-même les ouvrages.

Krœnemberg. — Journal für Kinderkh, 1845.

W. Tripe. — London Journal of med. sc., 1853.

Barthez et Rilliet. — Clinique et pratique des maladies des enfants, 2e édition, Paris 1884.

Paasch. — Union médicale, septembre 1855.

Tott. — Journal für Kinderkrank, 1855.

Engleman. — American med. journ. April 1856.

Stiebel. — Journal für Kinderk. 1857.

Balfour. — The Edinburgh medical and surgical journal. 1857.

Copland. — A Dict. of pract. medicine. 1858.

Gintrac. — Cours théorique et clinique de Pathologie interne, tom. IV. Paris, 1859.

Danis. — De la rubéole. Strasbourg 1864. — Archives de médecine 1865.

Veale. — Edinburgh médical journal 1866.

Babington. — The Lancet, 1864.

Niemeyer. — Éléments de Pathologie interne, tom. 2. Paris, 1866.

Kœstlin. — Archiv. f. Wissenschaft. Heilkunde, 1866.

Wunderlich. — Medical Thermometry. New-Sydenham-Society.

Vogel. — Diseases of Children.

Roger. — Gazette des hôpitaux 1870.

Murchison. — Leçons cliniques faites à Middlesex hospital The Lancet. octobre 1870.

Dunlop. — The Lancet, 1871.

Fleischmann. — Wien medical Wochenschrift. 1871.

Thomas. — Jahrbuch für Kinderheil.unde und Physische Erziehung. Leipzig. 1869.

Aitken. — The science and practice of medicine, 6e édition 1872.

Hébra. — Traité des maladies de la peau. Paris, 1872.

Vogel. — Traité élémentaire des maladies de l'enfance. Paris, 1872.

Nymann. — Œster. Jahrb. für Pœdiatrik. tom. II, 1873.

Long Fox. — Médical Times and Gazette. April 1870.

Lewis Smith. — Diseases of Infancy and Childhood. 4e édition.

Bez. — De la contemporanéité des fièvres éruptives et de leur coexistence avec la fièvre typhoïde chez le même individu. Thèse de Paris. 1877.

Emminghaus. — Handbuch der Kinderkrankheiten, von C. Gerhardt. 1877.

Thomas. — Haudbuch der Speciellen Pathologie und Thérapie, von H. V. Ziemssen. 1877.

Johann Steiner. — Compendium des maladies des enfants. 1880.

Robinson. — The diagnosis of Rötheln (Brit. med. Journal). 1880.

Tomkins. — The diagnosis of Rötheln (eodem loco. 1880.

Duckworth. — A case of rubeola (Rötheln) The Lancet 1880.

Gowers. — A note on an outbreak of Rotheln (eodem loco. 1880).

Erskine. — Cases of rubeola (eodem loco 1880).

Donovan. — Notes on Rötheln. Dublin J. M. Sc. 1880.

Hemming. — On Rötheln, rubeola, or German Meales, Edinburgh medical journal. 1880.

* Yemans. — Rubeola, clinical lecture. Michigan M. News, Détroit. 1880.

* Curtman. — Measles (rubeola, morbilli). Saint-Louis cour. med. 1880.

* Henderson. — Rotheln, German Measles (eoden loco. 1880).

* De Giovanni. — Un caso di contemporaneita del morbillo e della scarlatina. Gaz. méd. Ital-Padova 1880.

Talamon. — Etudes médicales faites à la maison de santé par Lé-corché et Talamon.. 1881.

Raymond. — Progrès médical 1881.

Kapozi. — Leçons sur les maladies de la peau. Paris 1881.

Byers. — Rötheln; its symptoms and nosological position. Brit. M. J. Lond. 1881.

Cheadle. — Internat. med. Congr. 7e sess. Londres 1881 — tom. IV.

Kassovitz, — (eodem loco).

Lewis Smith. — (eodem loco).

Schüttleworth. — (eodem loco).

Squire. — (eodem loco).

Glaister. — (eodem loco).

D'Espines. — (eodem loco).

West. — (eodem loco).

* Claussen. — An épidemie of Rotheln. Chicago M. Rev. 1881.

* Smith. — Rotheln as an epidemic in West Tennessee. Missis-sippi Valley M. Mouth, Memphis 1881.

* Stone. — Rotheln, or German Measles. Med. et Surg. Reporter Phila. 1881.

* Earle. — Rotheln-Chicago med. Rev. 1881.

* Curtis. — Rotheln. med. ann. Albany. 1881.
* Monette. — Rubeola. Indiana medical reporter. Evansville 1881.
* Dixon. — Rotheln, or scarlatina. Saint-Louis, Cour. medi. 1881.
* Hardaway. — Rotheln. (eodem loco 1881).
* Kingsley. — Rotheln, or german Measles (eodem loco. 1881).
* Loving. — Rotheln-South. M. Rev. Atlanta. 1881.
* Park. — A brief report of one hundred cases of Rotheln. Chicago M. J. et exam. 1881.
* Sholl. — The epidemic of Rotheln in Sumter County in 1880, Tr. M. Ass. Alabama, Montgomery. 1881.
* Jones. — Rotheln. Boston M. et S. J. 1881.
* Prioleau. — On the epidemic of Rotheln-Charleston 1881.
* Duhring. — Observations upon Rotheln. Phila. M. Mimes. 1880-1881.
* Warfvinge. — Rubeola och morbilli-Hygiea, Stokholm 1881.
Meigs et Pepper. — Diseases of Children, 6e édition. 1882.
Duhring. — Traité pratique des maladies de la peau, Paris 1883.
Jaccoud. — Traité de Pathologie interne. 7e édition. Paris 1883.

Imp. WALTENER ET Cⁱᵉ, rue Belle-Cordière, 14. — Lyon.